対話のことば

オープンダイアローグに学ぶ
問題解消のための対話の心得

井庭 崇　長井雅史　著

丸善出版

推薦のことば

　私たちは 30 年以上にわたって対話の実践と研究を重ねてきました。現在、オープン・ダアローグと未来語りのダイアローグは、日本を含む世界中で関心を集めています。それは、当然のことでもあります。対話は、心理社会的治療だけでなく、日常生活における人間関係においても大切なことだからです。本書は、対話についての対話を促し、かつ、人間にとって応答がとても重要であるということを深く理解する手助けをしてくれるでしょう。オープンダイアローグに焦点を合わせながらも、これまでにはない画期的なパターンとイラストの表現により、本書は対話の本質について再考する具体的な方法をもたらしてくれます。本書が、対話を実践するコミュニティの形成とそれらの間の交流・対話への道を見出したことで、さらなる対話文化への貢献をしてくれると信じています。読者のみなさんの対話がより充実したものになりますように。

ユヴァスキュラ大学心理学部教授　ヤーコ・セイックラ
フィンランド国立健康福祉研究所名誉特任教授　トム・エーリク・アーンキル

　私が専門としている保育や教育は、対話を通して、ともに育ち合い、学びを深め、新たな世界との出会いを開き、知を協創する場です。しかし、学校教育や児童福祉の制度が与える、「教える者―教えられる者」「育てる者―育てられる者」という役割の中で日々交わす言葉が、子どもや保育者・教師がいきいきと豊かに育ち合う機会を与える一方で両刃の剣となり、ときにはある人の存在を抑圧したり揺るがしかねない危機も生みます。教育実践は毎日だから、無自覚に流れがち。だから、言葉の質と言葉が生まれる空間、時間、人間関係の 3 つの「間」を振り返る場とツールが求められます。この本で紹介されるオープンダイアローグから得られた 30 のことばは、その確かな道標です。これらのことばを用いることで、具体的エピソードと同時に教育の真髄を語り合うことができます。中高校生になれば生徒同士で、また生徒

と教師、保護者が互いに皆で語り合いながら、対話の実践知を学び、対話によって開かれた教育の場を生み出すこともできるでしょう。本書はよりよい対話への窓を開く梃子になることでしょう。

東京大学大学院教育学研究科教授　秋田 喜代美

● ● ●

　ソーシャルイノベーションに関心のある、すべての人に読んでほしい。当たり前のことなのだけど、私たちの社会は一人ひとりの集積です。個をめぐる状況に、すべての縮図があります。自分と大切な人との関係。家族の中の自分、学校や職場での関係性、そして、毎日流れるニュースや世界情勢。これらすべて、根底につながっているのが、今「私」がどんな状況にいるのか、何を感じ、どんなレンズで世界を見ているのかに、意識的ではないということ。そう、知らず知らずのうちに、私たちは自分を無視し、そして互いに相手を無視してもいます。

　この本では、「オープンな対話」というツールを通じて、この自分をめぐる状況に気づくこと、互いに気づくことを教えてくれます。どれも、誰もが何となく体感的に知っている感覚。まったく新しいものではなく、知っていたよ、という知恵を「パターン」という形にしてくれています。自分と世の中を前にすすめていく、深いヒントにあふれた大切な一冊です。

ソーシャルベンチャー・パートナーズ東京ファウンダー／慶應義塾大学大学院特別招聘准教授

井上 英之

はじめに

　家庭、学校、職場、地域など、私たちはさまざまな人と関わりながら暮らしています。それは、喜びや悲しみをともに分かち合い、ひとりでは成し遂げられないような成果を生み出すなど、大きな力を与えてくれることは言うまでもありません。ですが、その一方で、誤解やすれ違い、衝突といった問題もしばしば起きてしまいます。一人ひとりが見ている世界や感じ方が違うことを考えると、それは避けようのないことかもしれません。しかし、ときにはそうしたことは、人を追い詰め、深刻な問題に発展させてしまったり、みんなで力を合わせようという活動を壊してしまったりすることもあります。

　多様な人が交わることで起こる問題を解消する方法のひとつに「対話」があります。ですが、「対話」とは一体何なのでしょうか。会話よりも深いものであることはイメージされるものの、対話によって何が起こるのか、どうすれば対話がうまくいくのかを理解している人は多くはないのではないかと思います。しかし、社会が変化し、新しい状況に向き合っている現在、ともに理解し合い、力を合わせていくことはますます重要となり、それゆえ「対話」の力を高めることは一層大切になっていると言えます。

　本書は、対話とは何かを理解し、その力をより多くの人が活かしていけるよう、対話という行為を紐解き、その心得をまとめたものです。対話について理論的に論じたものでも、マニュアルでも、テクニックを示す本でもなく、より実践的に思考や会話、対話に取り入れていくことができる考え方を、30の「ことば」にまとめ、体系化しました。そのもとになっているのは、問題を解消する力をもつ対話として実績のある「オープンダイアローグ」という方法です。これは、精神医療の現場で採用されている対話による治療法で、一般的には投薬治療や入院措置といった対処が不可避と考えられている状態に対しても、対話を重ねていくことによって問題自体を解消してしまう、という驚くべきアプローチです。

　私たちは、このオープンダイアローグという方法は、精神医療の現場にとどまらず、日常

生活における家族・友人の関係においても、学校や会社などの組織においても、地域においても、さらには国際社会においても重要なものになると考えています。これらに見られるすれ違いや衝突のなかには、対話が有効に働けば、よりよく進んでいけるものが多くあるでしょう。本書をきっかけとして、読者のみなさんが対話の力を高め、よりよい未来を生きていくことを願っています。

2018 年 6 月

井庭 崇　長井雅史

目　　次

推薦のことば………………………………………………………………………… i

はじめに………………………………………………………………………………… iii

本書の特長　……………………………………………………………………… x

本書の読み方…………………………………………………………………………… xi

オープンダイアローグとは………………………………………………………… xiv

対話のことば………………………………………………………………………… 1

　オープンダイアローグに学ぶ対話の本質……………………………………… 1

　《体験している世界》を内側から感じる　………………………………… 9

　《多様な声》が生じる場にする　……………………………………………31

　《新たな理解》を一緒に生み出す　…………………………………………53

「対話のことば」を活かした対話の実践に向けて　………………………………75

対話の実践の可視化と把握──対話実践の経験チャート……………………85

パターン・ランゲージとは……………………………………………………………91

オープンダイアローグについて、さらに理解を深めるために……………………97

あとがき……………………………………………………………………………… 101

謝辞………………………………………………………………………………… 103

引用文献　……………………………………………………………………… 105

著者紹介　……………………………………………………………………… 107

対話のことば

1 体験している世界

----- 2

［ともにいる姿勢］
［語りを受けとめる］
［深く感じる］

2 多様な声

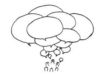

----- 4

［対話の場づくり］
［みんなで声を出し合う］
［気持ちを分かち合う］

3 新たな理解

----- 6

［安心と信頼の基盤］
［創造的な不確定性］
［未来につながる物語］

《体験している世界》を内側から感じる

[ともにいる姿勢]

4 ひとりの人として ----- 12

5 じっくり聴く ----- 14

6 そのままの言葉 ----- 16

[語りを受けとめる]

7 開かれた質問 ----- 18

8 言葉にする時間 ----- 20

9 語りへの応答 ----- 22

[深く感じる]

10 内側から捉える ----- 24

11 感情の通路 ----- 26

12 これまでへの敬意 ----- 28

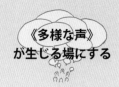
《多様な声》が生じる場にする

[対話の場づくり]

13 関係する人

----- 34

14 対話の支援チーム

----- 36

15 輪になる

----- 38

[みんなで声を出し合う]

16 全員の発言

----- 40

17 ゆったりとしたペース

----- 42

18 応答の連鎖

----- 44

[気持ちを分かち合う]

19 小さなサイン
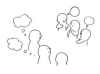
----- 46

20 気持ちの共鳴
----- 48

21 リフレクティング・トーク
----- 50

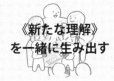
《新たな理解》
を一緒に生み出す

[安心と信頼の基盤]

22 発生時の立ち上げ
----- 56

23 連続的な実施
----- 58

24 一貫した関わり
----- 60

[創造的な不確定性]

25 それぞれの認識
----- 62

26 混沌とした状態
----- 64

27 意味の変容
----- 66

[未来につながる物語]

28 一緒に見出す
----- 68

29 広がりのある文脈
----- 70

30 未来への仲間
----- 72

本書の特長

　本書の特長は、「オープンダイアローグ」と「パターン・ランゲージ」という2つの実績のある方法を組み合わせることで、対話の本質を理解し、その力を磨くということができる確かなかたちでまとめられていることです。

　本書でこれから紹介する30個の「ことば」は、これまでオープンダイアローグの専門家たちが築き上げてきた問題解消の対話の知を、取り入れやすいかたちで言語化したものです。これらの「ことば」は、自分の対話の実践について考えるときの概念として用いることができますし、対話の方法・心得について語るときの語彙（ボキャブラリー）にもなります。また、周囲の人と一緒に使う、対話についての共通言語としても機能します。

　それぞれの「ことば」は、対話の実践において大切なことをさまざまな状況や環境に合わせて使うことができるように書かれています。オープンダイアローグは精神医療の分野でセラピーの方法として開発・実施されてきたものですが（後ほど詳しく紹介します）、本書ではそれを精神医学や治療のための実践だけでなく、日常生活での対話の実践にもつながるような言葉遣いでまとめています。

　本書が目指しているのは、オープンダイアローグから対話の心得を学び、日常生活に活かすことです。本質を損なうことなく、適度に抽象化することで、個々人の実践の支援となるように記述する——そういうふうにまとめることができるのは、実践知・経験則・コツを言語化して共有するための方法である「パターン・ランゲージ」を採用しているからです（パターン・ランゲージについても追って紹介します）。現段階では、対話の心得が30個の「ことば」になっていて、それらは思考の概念や、コミュニケーションの語彙（ボキャブラリー）・共通言語として用いることができるものなのだということを、心の片隅に置いておいていただければと思います。本書のタイトルを『対話のことば』としたのには、そのような背景があるのです。

本書の読み方

　本書の中心となるのは、対話の心得をまとめた 30 個の「対話のことば」のパートです。それぞれの「対話のことば」は、いつも見開き 2 ページで紹介されており、同じ形式で書かれています。

　見開きの左ページには、上の方に「対話のことば」（心得の名前）があり、その下に、その心得への導入となる「イントロダクション」の一文があります。そして、その「対話のことば」の内容をイメージでつかむためのイラストがあります。さらに、左ページの下には、オープンダイアローグなどの文献からその心得にまつわる専門的な記述が引用されています。

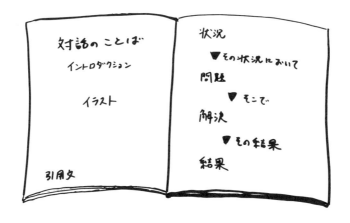

　見開きの右ページには、その「対話のことば」が意味する心得の内容が書かれています。対話の実践において、どのような「状況」のときに、どのような「問題」が起こりやすいのか、そして、その「問題」が起きないようにするための、もしくはそれを「解決」するための考え方・実践方法はどのようなものか、さらにそれを実践するとどのような「結果」に至るのか、ということが書かれています。

本書には30個の「対話のことば」が収録されており、全体像は次のようになっています。

1. 体験している世界

4. ひとりの人として
5. じっくり聴く
6. そのままの言葉

7. 開かれた質問
8. 言葉にする時間
9. 語りへの応答

10. 内側から捉える
11. 感情の通路
12. これまでへの敬意

2. 多様な声

13. 関係する人
14. 対話の支援チーム
15. 輪になる

16. 全員の発言
17. ゆったりとしたペース
18. 応答の連鎖

19. 小さなサイン
20. 気持ちの共鳴
21. リフレクティング・トーク

3. 新たな理解

22. 発生時の立ち上げ
23. 連続的な実施
24. 一貫した関わり

25. それぞれの認識
26. 混沌とした状態
27. 意味の変容

28. 一緒に見出す
29. 広がりのある文脈
30. 未来への仲間

　これを見てわかるように、《体験している世界》《多様な声》《新たな理解》というはじめの3つは、特別な位置にいます。これらは、全体をまとめる特別なものです。私たちがオープンダイアローグから見出した対話の最も大切な本質は、「《体験している世界》を内側から感じる」、「《多様な声》が生じる場にする」、「《新たな理解》を一緒に生み出す」ということでした。そのため、本書では、この3つが全体を包括する位置に置かれています。そして、この3つの重要な心得を実践するためにはどうすればよいのかが、それぞれ9つの「ことば」で示されています。

　本書を読み、自分の周囲の何らかの問題解消のために対話をしたいと思われた方は、ぜひこの30個の「ことば」のなかから、気に入ったものや身につけたいと思うものを選んで、じっくり読んでみてください。そして、自分の置かれた状況・環境ならば、それらの心得をどう実践できそうかという具体的な行動をイメージして、試してみてください。

　「対話のことば」の使い方に定まったものはありませんが、「「対話のことば」を活かした対話の実践に向けて」（p.75 〜）では、①身近な人たちの問題を解消するために対話の支援

をする、②自分たちの問題を解消するためにみんなで対話の場をもつ、③自分と身近な人との間にある問題を解消するために対話をする、という3つの活用実践について紹介しています。そちらも、ぜひ参考にしてみてください。

オープンダイアローグとは

　オープンダイアローグは、1980年代に開発された精神疾患に対する治療方法です。フィンランドのユヴァスキュラ大学のヤーコ・セイックラ教授らが中心となり、実践を通じた試行錯誤を経て、対話による精神疾患の治療方法として確立されました。当初、フィンランドの西ラップランド地方、トルニオ市にあるケロプダス病院で始められましたが、現在ではその信頼すべき成果から、公的な医療サービスに組み込まれ、近年ますます世界的に注目されるようになってきました。

　オープンダイアローグの特徴は、「対話」を中心としたミーティングを重ねることによって治癒をもたらすことにあります。入院や投薬などにより、症状に対処しようとするアプローチとは異なり、丁寧な対話によって精神疾患のもととなっているものに迫り、その問題を解消することを目指します。その過程では、医師が診断した結果に従って治療方針を決めるという一般的なスタイルではなく、患者本人のみならず、家族や友人といった周囲にいる重要な人も交えて、対話を重ねていきます。対話を通じて、一人ひとりの体験に光が当たり、お互いの体験が共有されていくことで、根本にある問題が融解し、共有し得る新たな理解が生まれ、治癒に至るのです。

　本書ではこのあと、オープンダイアローグから見出した対話の心得について、医療の文脈を離れて記述していきますので、ここでは、フィンランドで行われているオープンダイアローグによる治療（ミーティング）について少し触れておくことにします。

　フィンランドのオープンダイアローグによる治療では、最初に相談を受けた専門家（医師、セラピストなど）が責任をもって治療チームを招集し、依頼を受けてから24時間以内に初回ミーティングを実施するというシステムで運用されています。この、なるべくはやく開始するということが、患者が体験している症状を、うまく表現するための言葉をもたらす対話につながっていきます。また、ミーティングでは、患者本人だけではなく、家族や親戚、友人といった本人に関わる重要な人物にも参加してもらいます。これは症状・問題の原因を周

囲の人たちに見出したり、関係改善に介入したりするためではありません。そうではなく、治癒をもたらす「多声的(ポリフォニック)」な対話をともにしていくパートナーとして、ミーティングに参加してもらうのです。

　そして、参加するメンバーが集まったら、車座になって座り、本人たちが話したいことを中心としながら対話をしていきます。専門家は話すことを決めてそれに沿って話を進めていくのではなく、本人たちが話したいことを話し合っていけるような場をサポートしていきます。「治療する人」として特別な立場に立つのではなく、自らも対話の一参加者として関わります。今後の方針や治療計画なども、専門家のみで決めることはせず、本人たちとともにミーティングの場で決めていきます。これは一見すると、よくあることのように思われるかもしれませんが、ミーティングの外では一切、治療スタッフだけの話し合いの場をもたないというのは、きわめてユニークな考え方だといえるでしょう。

　1回のミーティングでは、約60分から90分の対話を行います。その時間内に結論を出そうとせずに、話しきれなかったことは次回のミーティングで話すようにします。重大な危機をともなう症状の場合は、10〜12日間に渡って毎日ミーティングを行うこともあります。この連続的なミーティングのプロセスを、安定感・安心感のあるものにするために、なるべく同じメンバーで関わり続けるようにします。そうして、治癒をもたらす安定した対話となっていくのです。オープンダイアローグでは、精神疾患の症状はモノローグ的な認識・語りによって生じていると考えられています。そういう凝り固まった「しこり」のようなものが、オープンダイアローグでは「多声的」な語り合いによって融解し、治癒すると考えられているのです。

　このような特徴をもつ治療法としてのオープンダイアローグは、実際に治療成果をあげているところにその信頼性の理由があります。オープンダイアローグに参加した統合失調症患者と通常の治療を受けた統合失調症患者を比較すると、再発率の低下や入院期間の短縮など治療の成果が有意に異なるという結果が出ています。具体的には、西ラップランド地方において、統合失調症の入院治療期間は平均19日間短縮されたこと、2年間の予後調査で再発率が71％から24％に抑えられていることなどがあげられています。このような実績から、

現在、フィンランドでは公的な医療サービスとして無料で受けられるほどの信頼を得る治療法になっています。

　本書の「対話」の考え方のもとになっているこのオープンダイアローグについては、『オープンダイアローグとは何か』（斎藤環 著・訳, 医学書院）や、『オープンダイアローグ』（ヤーコ・セイックラ, トム・エーリク・アーンキル 著, 高木俊介, 岡田愛 訳, 日本評論社）などが日本語で読める本として出版されています。ぜひこれらの本も手に取って、その深みを感じてみてほしいと思います。

オープンダイアローグに学ぶ
対話の本質

1. 体験している世界
2. 多様な声
3. 新たな理解

No.1

体験している世界

Experienced World

本人が生きている「世界」を感じ取る。

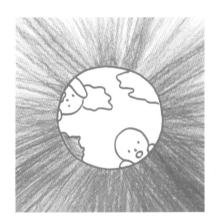

「オープンダイアローグが目指すのは、精神病的な発話、幻聴や幻覚にとどまっている特異な体験に、共有可能な言語表現をもたらすことなのです。」（Seikkula & Olson）

ある人の悩みや、起こっている問題について理解しようとしています。

▼その状況において

相手から聴いた話を、自分の捉え方や常識に当てはめて理解すると、その人が意味しているところを理解することにはなりません。人は、これまで生きてきたなかで培われた自分なりの捉え方をもっており、それをもとに物事を捉え、世界を認識しています。そのため、同じ出来事であったとしても、人によって異なる意味で捉えられているものです。

▼そこで

その人がどのように物事を捉え、どのような「世界」に生きているのかを、対話を通じて理解していきます。そして、そのような捉え方がどのような体験によって生じたのか、そのとき何を感じていたのかなど、本人の語りを通じて理解していくのです。

```
┌─《体験している世界》を内側から感じるための「対話のことば」────
│ 4.ひとりの人として    7.開かれた質問      10.内側から捉える
│ 5.じっくり聴く        8.言葉にする時間    11.感情の通路
│ 6.そのままの言葉      9.語りへの応答      12.これまでへの敬意
└──────────────────────────────────────
```

▼その結果

その人が生きている「世界」がどのようなものか、そして、それにともなって生じる感情はどのようなものなのかを理解できるようになります。このような理解とともに対話をしていくことで、本人はこれまで自分だけでは向き合えなかった体験を掘り下げ、言葉にしていくことができるようになるのです。

No.2

多様な声

Various Voices

それぞれの見方を出し合うことから。

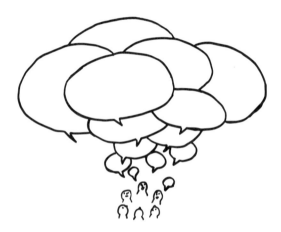

「社会的現実はポリフォニー的(多声的)である。つまり、それは多くの〈声〉によって語られる。」(Seikkula & Arnkil)

起こっている問題や悩みに関する話を聴いています。

▼その状況において

ひとりの人から話を聴いているだけでは、問題の状況や経緯がどのようなものなのかを捉えることは難しく、問題を解消するに至ることができません。一人ひとりの《体験している世界》を深く聴いていくことは大切ですが、それだけでは問題について理解を深めたり、それを解消したりすることはできません。

▼そこで

その問題に関係している人たちも交えて対話をすることで、それぞれの視点のさまざまな解釈を持ち寄ります。家族や友人、同僚など、その問題に関係する重要な人たちからも、状況やそのとき感じていることについて語ってもらうのです。

《多様な声》が生じる場にするための「対話のことば」

13. 関係する人	16. 全員の発言	19. 小さなサイン
14. 対話の支援チーム	17. ゆったりとしたペース	20. 気持ちの共鳴
15. 輪になる	18. 応答の連鎖	21. リフレクティング・トーク

▼その結果

起こっている問題の捉え方やその表現の仕方が豊かになっていきます。参加しているそれぞれの人が、《多様な声》に触れることで、より広い文脈で物事を捉えることができるようになり、自分の《体験している世界》の袋小路から抜け出すことができるのです。そして、それを少しずつこれまでとは異なる言葉で表していくことで、《新たな理解》への道が開かれていきます。

No.3

新たな理解

Co-Created Understanding

問題を解決するのではなく、
問題の解消をもたらす。

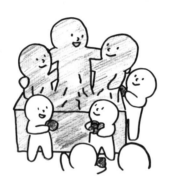

「新たな理解とはすなわち、それぞれの参加者がトラウマに向き合い、自分の感情をコントロールすることを可能にしてくれるようなストーリーのことです。それまで語られなかった苦悩のストーリーや、はじめて症状が出現したときの文脈を、その新たな言語がしっかりととらえた時、対話はまさに症状を代償し、それを書き換える力を持つのです。」(Seikkula & Trimble)

起こっている問題や悩みについて対話をしています。

▼その状況において

起こっている事態に対して対応策を講じたとしても、問題が生じる要因に踏み込んでいない
と、問題が再発してしまう恐れがあります。問題に対する一般的な解決策によって、問題が
生じる要因までをも変えることができるのであればよいのですが、人間の心理的な側面や人
間関係が絡んでいる問題は、そのような方法では解決が難しいものです。

▼そこで

問題やその状況について、共有し得る新しい理解が得られるまで、さまざまな視点を踏まえ
て対話を重ねていきます。今までなるべく触れないようにしてきたつらい体験や気持ちについ
いて一緒に語り合い、それに言葉を与えていくのです。

┌─《新たな理解》を一緒に生み出すための「対話のことば」─┐
22. 発生時の立ち上げ 　　25. それぞれの認識 　　28. 一緒に見出す
23. 連続的な実施 　　　　26. 混沌とした状態 　　29. 広がりのある文脈
24. 一貫した関わり 　　　27. 意味の変容 　　　　30. 未来への仲間
└─────────────────────────────┘

▼その結果

問題に対して、囚われていた視点や解釈から解放され、問題そのものが融解していきます。
こうして、本人たちは事態を乗り越え、自分たちの力で前向きに生きていくことができるよ
うになるのです。

《体験している世界》
を内側から感じる

4. ひとりの人として

5. じっくり聴く

6. そのままの言葉

7. 開かれた質問

8. 言葉にする時間

9. 語りへの応答

10. 内側から捉える

11. 感情の通路

12. これまでへの敬意

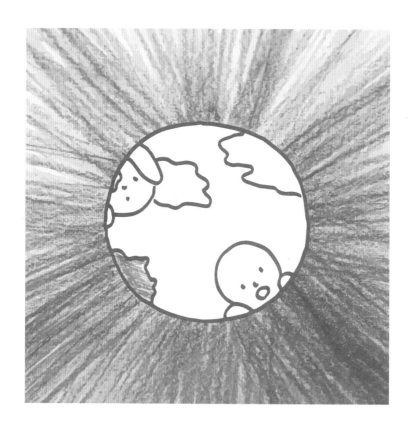

体験している世界

　オープンダイアローグでは、問題を抱える本人がどのように世界を見て、物事を捉えているのかを、対話を通じて理解していきます。そして、そのような捉え方がどのような体験によって生じたのかを、本人の語りを通じて理解していきます。

　その人が《体験している世界》をきちんと理解するためには、問題の原因や対処法といった専門的な知識は脇に置き、生身の《ひとりの人として》その場に参加します。そして、そこで語られる話を《じっくり聴く》ことを大切にし、相手が使った言葉をしっかりと受け止め、自分なりにアレンジせずに《そのままの言葉》を用いて応答していきます。

　対話においては、こちらの質問に Yes/No で答えるような問いではなく、相手が自分の気持ちや考えを自由に表現することができる《開かれた質問》を心がけます。これまでに語られたことがないことが語られるためには、《言葉にする時間》をとることが大切です。そうして何かが語られたときには、きちんとその《語りへの応答》をしていきます。

　相手の状況を「情報」として知るのではなく、相手の《体験している世界》を本当に理解するためには、本人の視点から見た世界を《内側から捉える》必要があります。語りのなかでは、ときに激しい感情が出ることもありますが、それは奥深くにある「これまで表現できなかったところ」へと一緒に降りていくための《感情の通路》です。そういうときには、苦悩やつらい経験を生き抜いてきた《これまでへの敬意》を示しながら、言葉にすることができるように、そっと寄り添っていきます。

　こうして、本人が《体験している世界》への理解が深まっていくのです。

No.4

ひとりの人として

As a Living Person

専門性の鎧を脱いで、寄り添う。

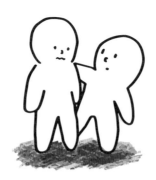

「なぜならばセラピストは、もはや外部から治療的に介入する立場ではなく、発話と応答の相互的プロセスにおける一参加者として振る舞うことになるからです。家族や個人を治療の対象とみなすかわりに、彼らは主体と主体の関係の一部となるのです。」(Seikkula & Trimble)

対話を始めようとしています。

▼その状況において

専門的な役割・立場から問題を解決しようとすると、相手が受け身の姿勢になり、主体的に自分のことを語ることができなくなります。こちらが専門的な立場から問題を解決しようとして関わると、相手は問題を解決してもらう側となり受け身の姿勢になってしまいます。そうすると、その役割の関係性のなかで話をすることしかできず、本人についての深い理解に至ることはできません。また、本人は言われた解決策を受け入れ、それに従うということになるため、自ら変わっていくことにはなりません。

▼そこで

専門的な知識を脇に置き、同じように今を生きているひとりの人間としてその場に参加し、関わります。相手の《体験している世界》を本当に理解しようとするのであれば、専門的な知識は必要ないだけでなく、むしろ邪魔になることがあります。また、自分が知っているこれまでの似た事例についても、ここでは気にする必要はありません。相手の目の前にいるひとりの人間として、話を聴き、心が揺さぶられてもよいのです。わからないことがあれば、相手に聞きます。力を抜き、ごく自然体の自分で対話の場に参加するのです。

▼その結果

役割の関係性のなかでは出てこないような話が語られ、よい対話につながっていきます。これまでに体験したことや感じたことを、初めて言葉で表すことができるようになり、本人がもともと持っていた主体性が徐々に表れ始めます。こうして、自然体の語りが対話のなかで展開されることで、問題の解消に向けて、ともに進んでいくことができるようになります。

No.5

じっくり聴く

Deep Listening

聴く姿勢が、語りを変える。

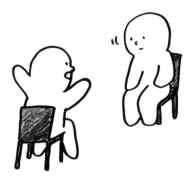

「セラピストは、クライエントによって、たえず『教えてもらう』立場にある。」
(Anderson & Goolishian)

相手の話を聴いています。

▼その状況において

語られたことに対して自分のなかで生じた意見や判断に意識を取られると、相手の話をきちんと受け止めることができなくなります。人は誰しもこれまでさまざまな経験をしてきており、そこから自分なりの考え方や前提を有しているものです。そのため、人の話を聴いたときに、自分の観点からの解釈や判断、評価などが生じ、そこに意識が向くのは当然のことでしょう。しかしながら、そのことばかりに意識が向いていると、相手が伝えようとしていることを捉えることができなくなってしまいます。

▼そこで

自分の意見や判断を保留し、相手の語りに意識を向け直すことで、じっくりと話を聴いていきます。頭のなかに意見や判断が生まれてきた際は、「今こういうことを思っているのだな」といったように、まずは自分の状態に気づくようにします。そしてその意見や判断を横に置いたうえで、相手が語っていることに集中し直します。実際、体験したことやそのときに感じたことを一番よく知っているのは、それを体験した相手自身です。「自分はそのことについて知らない」という姿勢で、語られる一つひとつの言葉を丁寧に聴いていくのです。

▼その結果

相手が語ったことをもとに、ひとつずつパズルのピースをはめていくように、その人の《体験している世界》を理解することができます。そうやって、先入観を交えずに丁寧に聴いていると、語っている本人も、自分が語ることをきちんと受け止めてもらえていると感じます。それは、さらに深いところに至るために不可欠なステップとなります。

No.6

そのままの言葉

Exact Same Words

相手の言葉を使って話す。

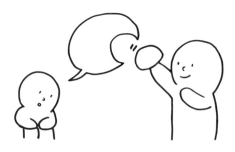

「治療チームは、クライアントがふだんから使い慣れている日常語を拝借しながら問いかけます。そのように問うことで、話題となっている出来事のささいなディテールや話しづらい感情などが、うまく語りに取り込まれるように促すのです。」（Seikkula & Trimble）

相手が語ったことを受けて、自分も何か話そうとしています。

▼その状況において

相手が発した言葉を、専門的な言葉や自分の慣れている言葉に言い換えてしまと、違う意味が加わり、相手が語ろうとしていることから話がずれていってしまいます。私たちは日頃の会話では、ほかの人が言ったことを、ある程度自分なりの言葉に置き換えて理解したり、言い換えたりしているものです。しかし、たとえ意味が同じだと思っていても、実際には違うニュアンスであったり、別の意味が生じてしまったりすることがあります。そうなると、視点や意味合いの違いから話がずれてしまうだけでなく、相手も自分の言葉を受け取ってくれていないと感じるでしょう。

▼そこで

相手が使った言葉を、その言い回しのまま、自分の発言に取り入れます。相手が用いている表現には、その人なりの意味合いが込められています。それは、その人から見た世界を象徴していることもあれば、そういう言葉でしか表せない不安や心の叫びであることもあります。それゆえ、それらの言葉の選び方は、《体験している世界》を理解するための糸口となります。印象的だった言葉をそのまま繰り返して口に出したり、自分の発言のなかでその言葉を使ったりして、相手の言い方を大切にするのです。

▼その結果

その人なりの視点や言葉の意味合いをきちんと受け止めながら、それに応答することができます。また、自分の語りがきちんと受け入れられているとわかると、安心感が生まれ、さらなる語りが生まれやすくなります。

No.7

開かれた質問

Open Question

自分のなかに目を向け、考えるための質問。

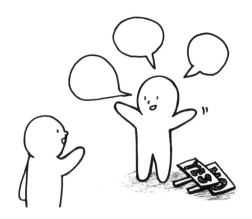

「こういう対話は、あの古くさい一問一答、つまり患者から情報を引き出し介入の計画を立てるための『問診』とは似ても似つかないものです。」(Seikkula)

相手の語りを聴くために、問いかけようとしています。

▼その状況において

こちらが提示した選択肢のなかから答えるような質問をすると、相手はそれらの選択肢に意識が向き、自分の気持ちをありのままに語ることができません。 相手のことを知るために話を引き出そうとするときには、質問のかたちで問いかけることになります。そのとき、「はい」「いいえ」で答えてもらうような質問やいくつかの選択肢のなかから選んでもらうような質問だと、いつまでもその質問で想定している範囲の話しか出てきません。しかし、本当に知りたいのは、いまだ語られぬ本人のなかにある生の気持ちや考えなのです。

▼そこで

その人が自分の感じていることや思ったことに向き合い、それを自由に語ることができるような問いかけをします。 対話の場を始めるときには、「今日は、どんな時間にしたいですか？」というオープンな質問から始めます。本人が自らの体験について語っているときにも、「それはいつ頃に起こったのですか？」「そのときあなたは何を感じていたのですか？」「そうして、どうなったのですか？」というように、その体験について改めて向き合い、深く語ることができるような質問をしていきます。

▼その結果

自由に発言できる雰囲気が生まれ、本人は自分にとって重要な話ができるようになるため、《体験している世界》の理解を深めることができます。そして、聞かれたことに答えるというだけでなく、自分からいろいろなことを話すことができるということがわかれば、自らの語りの主体性を感じることにもなります。

No.8

言葉にする時間

Pause for Thinking

言葉が生まれる余白をつくる。

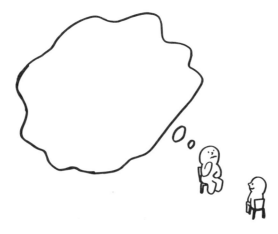

「最も苦しいトラウマ的な記憶は、非言語的であり、身体的な記憶として隠されている（van der Kolk, 1996）。こうした感情を表現する言葉をつくりだすことが重要である。」（Seikkula & Arnkil）

相手のことについて、問いかけました。

▼その状況において

相手からすぐに返答がないからといって、言葉を変えて問い直したり、違う話に移ったりすると、相手の思考や発言を遮ってしまいます。自分が質問したあとに沈黙が生じると、質問の意味がわからなかったのではないかと思い、別の言葉で問い直してしまいがちです。しかし、質問が内省を促す問いかけであればあるほど、相手も考え、言葉で表すための時間が必要となるものです。

▼そこで

相手が自分なりに考え、言葉にするための間を取り、待つようにします。問いかけのあとの沈黙の時間は、何も起きていない空白の時間ではありません。それは、過去の体験や気持ちを思い出し、それを表すために言葉を探っている時間なのです。早急に答えを求めるような素ぶりや発言は、そのような時間を壊してしまいます。一緒にそこにとどまるように、気持ちに余裕をもって、言葉になるのを待ちます。

▼その結果

本人がすでにわかっていたことを語るのではなく、改めて体験を振り返り、再考し、言葉を選び直して語ることができるようになります。そうすることで、本人の《体験している世界》がこれまで以上に語られることになるだけでなく、本人にとっても、自らの《体験している世界》を新たに捉え直す機会を得ることになります。

No.9

語りへの応答

Response to What is Said

しっかりと受け止めたことを示す。

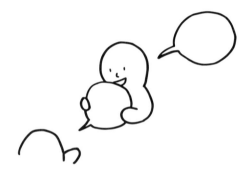

「応えるということは、説明や解釈を与えることではありません。そこでどんなことが言われたかに気づいていると示すことです。」(Seikkula & Trimble)

相手の体験について話を聴いています。

▼その状況において

語られていることをただ聴いているだけでは、その人ひとりでは言語化できない部分に迫ることはできません。 その人の《体験している世界》を知るためには、本人の語りを聴くことは不可欠です。しかし、語りやすいこと、語りたいことを聴いているだけでは、その奥にある、まだ言語化できていない部分に迫ることはできません。だからといって、そこにいきなり切り込むような質問をしても、急にはうまく言葉にすることはできないでしょう。

▼そこで

語られた話をしっかりと受け止め、それについて感じたことや思ったことを返すことで、さらなる語りへとつなげます。 そこで語られた話が、たとえ自分の常識・感覚からかけ離れていたとしても、本人から見た《体験している世界》は本人にとってはリアルな"現実"であるため、本人がその"現実"を生きているということを、まずは受け止める必要があります。そのうえで、「話を聞いていて、〜と感じました」といったように、自分が感じたことを返したり、「それはどういうときですか?」というように、そのことについての《開かれた質問》をしたりしていきます。

▼その結果

本人は自分が語ったことが受け止められ、それに応答があったということで、さらにそのことについて語りやすくなります。普段は取り合ってもらえないような話も受け止めてもらえることで、聴き手への信頼感や安心感が生じます。こうして徐々にその人の《体験している世界》が言葉になり、理解できるようになっていくのです。

No.10

内側から捉える

Inner Viewpoint

その人の「世界」に没入して、
出来事を追体験する。

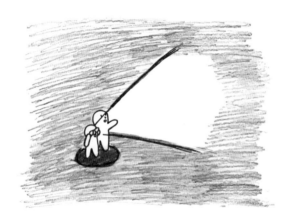

「彼は自分は病気であると言ったのだから、それに耳を傾け、その病気について教えてもらい、また、彼の表現するリアリティの内側で語り合うことが必要だった。その人の生きている世界に対して感受性豊かに理解に努めることが、対話を成立させ維持する継続的な過程における重要なステップだった。」(Anderson & Goolishian)

相手の体験について話を聴きました。

▼その状況において

語られたことを、自分の視点から捉えているだけでは、それが相手にとってどのような意味をもち、どのような感情を生むものなのかを実感することはできません。その体験がどのようなものであったのかは情報の断片を組み合わせていくことで理解できるかもしれません。しかしそれだけでは、渦中にいるときに本人から周囲がどのように見えるのか、どのような気持ちになるのかといったことまではわかりません。しかも、人によっては物事の捉え方・感じ方は異なるため、単にその人の「立場」に立ってみるだけでも足りないのです。

▼そこで

語られたことをもとに、相手の世界の捉え方を想像してその視点に立つことで、その人の体験を自分のことのように感じとります。たとえるならば、本人の語りをもとに構成されたヴァーチャル・リアリティ（VR）の世界に入り込むようなものです。本人の捉え方や考え方を自分の感覚・思考に取り入れて、その出来事がどのような体験であるのか、また、そのときどのような感情が生まれるのかを理解するのです。

▼その結果

多少なりとも、相手の視点から《体験している世界》を捉えることができるようになり、いま抱えている問題がその文脈のなかでいかに生じてきたのかを理解することができます。そうすると、それまで不可解に思われた行動や発言が、その文脈のなかでの「当然の反応」として捉えられるようになり、その人への理解が深まります。

No.11

感情の通路

Tunnel of Emotion

感情は、深いところへ
下りていくための入口である。

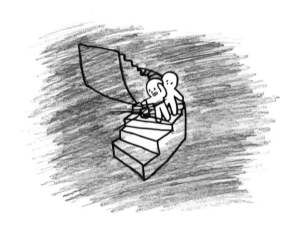

「確実に言えることは、つらい感情を危険物扱いするのではなく、その場の自由な感情の流れのなかに解放したときにこそ、こわばって縮こまっていたモノローグがダイアローグへと変化を遂げる、ということです。」(Seikkula & Trimble)

話している相手の感情があふれ、泣いたり怒ったりし始めました。

▼その状況において

**出てきている感情を抑え込もうとすると、その感情が絡む体験についての深い話も閉ざされ
てしまいます。**今まで目を背けてきたつらい体験に向き合っていくと、その場面を思い出し、
恐怖や不安といった感情がよみがえってくるものです。そのため、感情的になってしまった
ときには対話が成り立たないと考え、落ち着くようになだめたり、話題を変えたりしてしま
いがちです。しかし、そうするとその語り得ぬ体験はずっと心の奥に残り続け、問題を引き
起こし続けてしまいます。

▼そこで

**出てきた感情は抑え込まず、むしろその感情を頼りに話を聴いていくことで、奥底の深いと
ころに下りていきます。**感情の表れは、今まで語られてこなかった体験に下りていくための
入口です。そのため、感情に寄り添い話を聴くことで、そのもとにある体験を少しずつ言葉
にしていく手助けをします。このとき、発せられる言葉だけでなく、姿勢・表情の変化など、
身体が発することにも敏感になります。そして、本人にとって大切そうなことについては、「そ
のとき、あなたはどう感じたのですか?」というように、そのときの気持ちも聞いていきます。

▼その結果

感情があふれながらも対話を進めることができ、その人にとって目を背けたくなるような体
験に対しても、なんとか向き合っていけるようになります。こうして、これまで語ることの
できなかったことが徐々に言葉になり、囚われていた状態から解放されていきます。

No.12

これまでへの敬意

Respectful Mind

これまでの大変な状況を
生き抜いてきたことへのリスペクト。

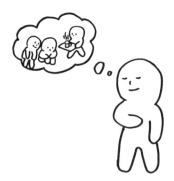

「『あなたはずいぶんと長い間このような大変な事態を戦ってきたわけですね。もしかしたらあなたはそうやって、とてつもないほどの力をたくわえたのではないかと思います。多くの人たちはあなたのような力はもっていないですよ』。」（Seikkula & Arnkil）

相手のつらい体験について、話を聴いてきました。

▼その状況において

その人の体験している世界を理解し、気持ちに寄り添っていても、実はそれだけでは本人の変わっていく力は生まれてこないかもしれません。 その人の体験していることや感じていることに寄り添うことはとても大切なことであり、それによって向き合うことができる体験があります。しかしその状況が大変であればあるほど、どんどん気持ちが落ちていき、無力感に苛まれることもあります。

▼そこで

これまでの長い時間、大変な状況のなかで頑張ってきた相手に対して感じる、敬意やねぎらいの気持ちを言葉にします。 これまで問題に直面しながらもなんとかここまで耐え抜いてきたという事実に目を向け、それに対して感じる素直なねぎらいの気持ちを示すのです。これはテクニックとしての発言ということではなく、《ひとりの人として》話を聴き、《内側から捉える》ことで自然と湧いてくる気持ちを素直に表明するということです。

▼その結果

本人も、これまでの大変だった状況を生き抜いてきたんだということに気づき、自らの強さを認識することができます。そして、現在に至るまでがそうだったように、これからも変わっていけたり、乗り越えていけたりするという主体性の根を見出すことができるようになります。その根は、本人がこれからの未来を生きていくための底力となるものなのです。

《多様な声》
が生じる場にする

13. 関係する人
14. 対話の支援チーム
15. 輪になる

16. 全員の発言
17. ゆったりとしたペース
18. 応答の連鎖

19. 小さなサイン
20. 気持ちの共鳴
21. リフレクティング・トーク

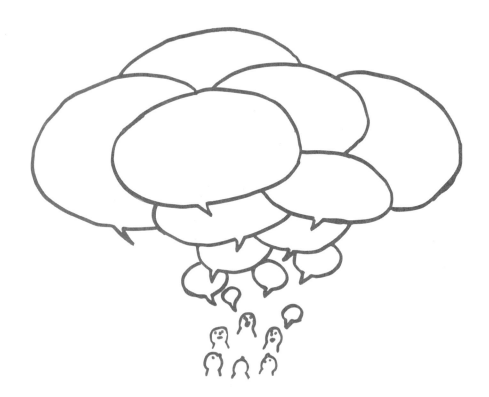

多様な声

　オープンダイアローグでは、問題を抱えている本人だけでなく、それに関係している人たちも交えて対話することで、《多様な声》を引き出し、さまざまな捉え方を共有していきます。対話の場に参加しているメンバーのそれぞれが、《多様な声》に触れることで、自分の《体験している世界》の袋小路から抜け出すことができるようになります。

　そのためには、解消したい問題に《関係する人》に、対話の場に参加してもらいます。また、こちらもひとりではなく複数人で《対話の支援チーム》を組んで参加します。そして、これらのメンバーがひとつの場所に集まり、《輪になる》ように対話の場をつくります。

　対話の最中は、《全員の発言》がなされるように心がけ、そのためにも《ゆったりとしたペース》で会話を進め、誰でも発言できるようにします。そして、語られたことに応答し、さらにそれに対して応答がなされ…… というように、《応答の連鎖》が起きるようにします。

　その際、言葉として語られたことだけでなく、ちょっとした表情の変化などの《小さなサイン》も見逃さないようにします。語られた内容によっては、自分の感情が大きく動くこともありますが、そういうときには無理に感情を抑え込むようなことはせず、《気持ちの共鳴》を許容します。必要に応じて、支援チームのメンバー間で《リフレクティング・トーク》を行い、その語り合いを本人たちに聴いてもらいます。こうすることで、一度、語るモードから聴くモードに変わり、考える間が生まれ、さらなる語りが生まれる契機となります。

　こうして、《多様な声》が対話のなかに取り入れられることになります。

No.13

関係する人

Significant Others

ともに問題を解消していく仲間たち。

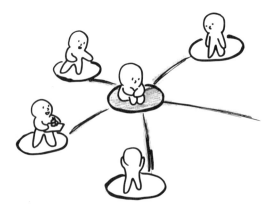

「クライエントのパーソナル・ネットワークは、問題の出所や温床ではなく、援助資源である。」
(Seikkula & Arnkil)

問題を解消するために、対話の場を開こうとしています。

▼その状況において

ひとりの人から話を聴いているだけだと、その人の視点からしか「問題」について捉えることができません。そもそも人間は物事を、本当の意味で「客観的」に見ることはできないものです。問題に直面している人はその問題に意識が引きつけられているため、なおさら状況や経緯についての盲点が生じやすくなります。また、第三者の立場からでは、相手の生きてきた人生や生活の文脈を踏まえることができないため、補足しながらの理解をすることができません。

▼そこで

その問題に関係している人たちを対話の場に招き、語り合っていきます。「その状況を知っていて、今まで関わってきた人は誰なのか」、「誰が助けになりそうで、その人は最初の対話の場に参加できそうなのか」という観点で、友人、同僚、家族などから該当する人に声をかけます。まずは、そうした人々が誰なのかを把握するために、相談する人を特定することから始めるとよいでしょう。

▼その結果

問題の状況や経緯について、《多様な声》を聴くことができ、事態を多面的に捉えることができるようになります。そして、違った見方も含みながら話していくことができるため、対話に広がりがもたらされることでしょう。また、ここで対話の経験を共有した人たちは、問題が解消したあともともに生きていける《未来への仲間》となります。

No.14

対話の支援チーム

Dialogue Support Team

ひとりではなく、
複数人で場を支える。

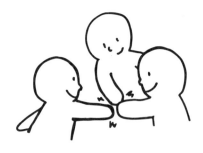

「話し合いはできる限りチームの中で行われなければならない。医者や心理士、その他の人たちが1対1で面接を行う時には、そのための正当な理由が必要である。」(Seikkula & Arnkil)

《関係する人》とともに、対話の場を開こうとしています。

▼その状況において

対話の場の進行をひとりが担ってしまうと、その人の発言がもつ影響力が強くなり、参加者からの発言が出にくくなってしまいます。 1対多という構図になると、注目がひとりに集中するため、どうしても発言の影響が強くなってしまいます。また、専門や経験をもっている人が話すことは、「唯一の正しいこと」として受け止められやすくなります。そうなると、その人は、《ひとりの人として》の自分の考えや気持ちを素直に出すことができなくなり、《多様な声》が生じる対話が実現できなくなります。

▼そこで

対話の重要性と心得を理解している複数の人でチームを組み、対話を進めるようにします。 誰かから相談を受けたり、問題に対応する状況が生じたりした際は、そのときどきの状況や相手の状態に応じて、異なる専門の人たちを呼び、チームをつくります。そして、チームのメンバーとは、対話の作法を理解しておくためにも、事前に本書の「対話のことば」の内容を共有するとよいでしょう。対話の際には、チームとしての統一の見解をもつようにするのではなく、それぞれが《ひとりの人として》その場に参加し、自由に語るようにします。

▼その結果

専門や立場、個人によって、さまざまな捉え方や考え方があるため、対話の場に多様な意見や感想が出るようになります。また、チームのメンバーがいることで、《リフレクティング・トーク》ができるようになります。こうして、対話の場に《多様な声》がもたらされるのです。

No.15

輪になる

Sitting in the Circle

誰かに対して言うのではなく、
場に声を置くことができるかたちになる。

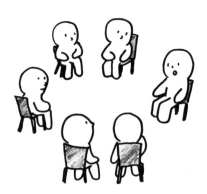

「対話の基本的な考え方は、人々が輪になって座るということだろう。そうした幾何学的な並び方だと、誰かが特に有利になることはない。ダイレクトなコミュニケーションが可能である。」(Bohm)

対話のための場をセッティングしようとしています。

▼その状況において

問題に関わる本人たちと支援チームのメンバーが向き合って座ると、「問題を相談する側」と「問題を解決する側」という役割を連想させてしまいます。人は環境からの影響を受けやすいもので、ちょっとした位置関係や身体の向きによっても、心持ちや話す内容が変わってしまいます。相談する側と解決する側という二つの側があると認識されるような配置では、そこで展開される対話の内容は、その役割関係に影響されたものになってしまうのです。

▼そこで

全員がお互いに目と目を合わせて話ができるように、ひとつづきの輪をつくり、車座になります。その際には、「みんなが発言をしやすそうな位置・体勢にあるか」、「一緒に何かをしていることを感じやすいか」ということに注意します。なお、実施する場所は、本人の自宅など、本人たちが参加しやすいなじみの場所を選ぶとよいでしょう。

▼その結果

全員が対等であるという意識が生まれ、誰もが発言しやすくなります。また、お互いの些細な表情や雰囲気、身体の動きといった《小さなサイン》にも気づきやすくなり、言葉になっていない「声」も理解しやすくなります。また、輪になると、部分部分の区別がなくなるので、つながりや一体感も感じることができるようになります。このつながりや一体感は、つらい体験について掘り下げていくために必要となる安心感をもたらします。

No.16

全員の発言

Invitation for Utterance

一人ひとりの声を大切にする。

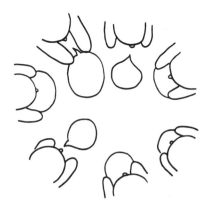

「ポリフォニー的現実においては、誰の声が正しく誰の声が間違っているかを決めることはできない。〈全ての声〉が重要であり、新たな意味を生み出すことにかかわっているのだ。それらは等しく価値がある。」(Seikkula & Arnkil)

対話が始まりました。

▼その状況において

一部の人だけが話している状況になると、ほかの人の話す機会が失われ、その場に多様な視点や考えが持ち込まれなくなってしまいます。よく話す人や立場の強い人がいると、その人が中心になって会話が進みがちです。しかし、そのような状況が続くと、ほかの人の話す時間がなくなってしまい、お互いの声を十分に聴くことができなくなってしまいます。

▼そこで

一人ひとりから思ったことを聴くために、話せていない人が話し出すことができる機会をつくります。まず対話のかなり早い段階で、全員が自分の思っていることを話せるようにします。たとえば、「なぜこの対話の場を開こうと思ったのですか?」、「今日のこの時間をどのような時間にしたいですか?」というように参加者の思いや期待を聞くのです。そして対話中に、発言者に偏りが出たり、話す機会を逃している人がいたりする場合には、その人に質問を投げかけ、話すことができる機会をつくります。終わる際には、みんなに今日の感想を聞いて終わるようにします。

▼その結果

参加している全員が、自分の考えていることや感じていることを発言できるようになります。そして、たくさん話していた人も、ほかの人の話を聴く時間をもつことで、自分のことを語るモノローグから、相手の話を踏まえるダイアローグのモードへとシフトしていきます。

No.17

ゆったりとしたペース

Slow-Paced Conversation

誰でも話せる余白のある場をつくる。

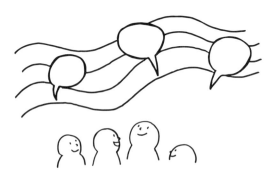

「ミーティングのプロセスをゆっくりと進めることは、ことのほか重要です。そうすることで、参加者の発言にリズムやスタイルがもたらされ、メンバー一人ひとりが『自分の発言が必要とされ支持されている』と感じられるような"居場所"となっていくでしょう。」(Seikkula & Trimble)

対話が進められています。

▼その状況において

勢いよく会話が進んでしまうと、話したいときに話せない人が出てきたり、話についていけない人が出てきたりします。限られた時間のなかで、多くの人の話を聴き、いろいろな話をしようとすると、会話のペースは速くなってしまいがちです。しかし、そのような状況では、発言をし始めたり、考えてから話したりすることが難しくなり、誰でも発言できる心地よい対話の場ではなくなってしまいます。

▼そこで

誰でも話し始めることができるくらいの、ゆったりとした流れで会話を進めます。そのためにはまず、自分の意見で相手を説得しようとしたり、答えを早急に求めたりしようとしないことです。そして、相手が《言葉にする時間》がもてるように待ち、一つひとつの発言を《じっくりと聴く》ようにし、丁寧にその《語りへの応答》をしていくことで、会話を自然とゆったりと進めることができるようになります。

▼その結果

その場の雰囲気に余白が生まれ、誰でも自由に声を出すことができると思えるようになります。また、話された内容を実感したり想像したりする余裕も生まれます。さらに、突拍子もない内容の話が出たり、感情的な勢いの発言・行動が生じたりした場合でも、その衝撃を吸収することができ、流れを乱さずに対話を進めていくことができます。こうして、誰もが、何を言っても動じない、安心感のある対話の場にいると感じることができるようになります。

No.18

応答の連鎖

Chain of Responses

みんなで声をつないでいく。

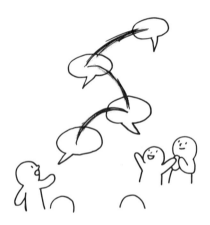

「このように、言葉の意味が応答に依存していることについて、バフチンは対話の〈未完結性〉と呼んでいます［Holquist, 1981］。意味というものは、応答、応答への応答、それに続くさらなる応答……といった予測不可能なプロセスによって、絶えず生成され変化していきます。そのプロセスは中断されることがあっても、決して完結することはありません。」（Seikkula & Trimble）

いろいろな発言が出てくるようになりました。

▼その状況において

それぞれが思っていることを主張し続けるだけでは、対話は深まっていきません。相手にわかってほしかったり、自分が強く思っていたりすることは、どうにかして相手に伝えたいものです。しかし実際には、ほかの人は違う視点から違う考えを持っているからこそ、問題が生じてしまっているのです。そのため、お互いがこのような態度で話を続けていても、会話は平行線をたどるばかりで、状況は改善しません。

▼そこで

出てきた発言に対して、感じたことや考えたことを返したり、ほかの人から発言を引き出したりします。語られたことに対して《語りへの応答》をするとともに、《全員の発言》がなされるように促すことで、バラバラではない、流れのある対話になっていきます。ただし、このことは、話の流れをこちらの意図に合わせてコントロールするということを意味しているのではありません。ここで大切なのは、参加している人たちの応答がつながっていくことです。その点だけに集中することで、自ずと先が開けてくるのです。

▼その結果

それぞれの参加者が自分の思うことや考えていることを語っていても、その場にひとつの文脈が生まれ、個々の語りはその文脈のなかに位置づけられるようになります。そうなると、これまでに語られたことの意味が少しずつ変化し、異なる意味を帯びるようになります。その結果、さらに新たな語りが誘発され、深い対話へとつながっていきます。

No.19

小さなサイン

Tiny Sign

言葉になっていない、静かな「声」。

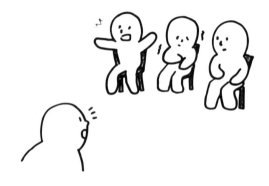

「話している中で、姿勢や涙といった身体言語を読み取る必要がある。話し手は答えの内容とトーンのどちらも聞かねばならない。…（中略）…そこに含意された無数の感情的要因が共有された対話をつくりあげている。」（Seikkula & Arnkil）

対話が続いています。

▼その状況において

話されたことだけに目を向けていると、言葉になりにくい記憶や感情が見逃されてしまいます。身体に刻み込まれているような、まだ整理しきれていないような体験や気持ちは、言葉にするのは難しいものです。しかし、そういうところも含めて対話していかなければ、今生じている問題の根本的な解消には至りません。

▼そこで

言葉で語られている内容だけでなく、その場にいる人の仕草や表情など、身体が発していることにも意識を向けるようにします。目に浮かぶ涙、のどの詰まり、姿勢の変化、漂う雰囲気、あるいは顔の表情などは、言葉では表せないようなことや、無意識のうちに感じていることの表れかもしれません。そういった些細なことを手がかりとすることで、「まだ言葉になっていない声」を汲み取っていくのです。そのためにも、《ゆったりとしたペース》で対話を進めることが大切となります。

▼その結果

ひとりではうまく言葉にできないことについて、一緒に掘り下げていくことができるようになります。最初は言葉にできなくても、そこにみんなで言葉を与えていくことで、つかみどころのなかった記憶や感情と向き合いやすくなり、少しずつ扱えるようになっていきます。そうすると、それを対話の俎上に載せることができるようになり、その結果、新しい意味を帯び、変容していくことにつながっていくのです。

No.20

気持ちの共鳴

Emotional Resonance

感情の流れのなかに
心をさらけ出す。

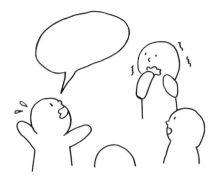

「私たちは、あれこれの技術をもった中立的な専門家としてだけではなく、全人的に生きているひとりの人として、そこにいるのである。私たちの体験する感情があまりにも強いので、〈対話〉をただの会話ではなく、『愛の行為』のように描く作家たちがいるのもよくわかる（Patterson, 1988）。」（Seikkula & Arnkil）

不安定な感情を伴う話がされています。

▼その状況において

その感情に巻き込まれないように、客観・中立的な立場で対応していると、その感情に紐づく体験についての対話ができなくなってしまいます。相手が不安定な感情でいるときには、こちらは冷静で不動であろうとする気持ちが生まれるものです。しかし、そのように自らの心に蓋をして、冷静に対応しようとすると、出てきている感情を汲み取りきれなくなります。そうすると、感情の奥深くにある体験について、対話していくことができなくなってしまいます。

▼そこで

伝わってきた感情に心が動かされたり、揺さぶられたりするくらいに、自分が感じることに素直になりながら、場に関わります。相手が恐怖や不安を感じる体験について語っているのであれば、それを聴きながら自分も恐怖や不安を感じて構いません。その感情を分かち合いながら対話を進めることで、一緒に《感情の通路》を下りていくことができるようになります。相手の悲痛な感情を自らも感じるのは怖いと思うかもしれませんが、自分は実際にはその出来事と関係しているわけではないので、完全に呑み込まれることはありません。

▼その結果

これまでひとりで抱えこまれていた奥深い感情が分かち合われることで、それが本人にとってどのような体験であったのかを実感することができ、その体験に一緒に言葉を与えていくことが可能になります。そうやって生まれた連帯感は、支援チームへの信頼や安心感を生み、本人がこれから生きていくための《未来への仲間》を育むことにもつながります。

No.21

リフレクティング・トーク

Reflecting talk

会話を外から見てもらうことで、
新たな気づきが生まれる。

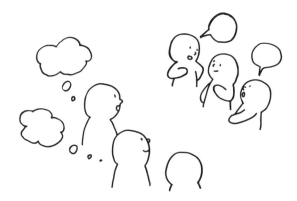

「ここで言うリフレクティングは、フランス語のréflexionと同義で、『相手の言葉を聞きいれ、それについて考えをめぐらし、それをまた相手に返す』作業のことで、英語にある『反復』や『反映』を意味していない。」(Andersen)

ある程度話が出きったものの、問題が解消されていなかったり、対話の場が混乱したままだったりしています。

▼その状況において

そのまま対話を続けていても、同じようなやりとりが続くだけで、話が進展しないかもしれません。《応答の連鎖》を続けることで、本人の体験や問題についての理解は進みますが、対話の深さのレベルは、何らかのきっかけがなければ変わりにくいものです。そのきっかけとして、《小さなサイン》を捉えることや、《感情の共鳴》をさせるということがありますが、それらは状況依存的であり、いつでも可能なわけではありません。

▼そこで

対話の場を開いたメンバー同士で、ここまで話されたことについて感じたことを出し合う時間を設け、参加している人たちに聴いてもらいます。まずは、「少しこちらのメンバーで話してよいですか」と、参加している人たちに尋ねます。そして、全員の目の前で、《対話の支援チーム》のメンバー同士で話し合いをします。これまでに語られた内容や言葉を引き合いに出しながら、それぞれが感じたことを素直に出し合うのです。一通り話したら、また全員の方を向き、今の会話を聴いてどう思ったかを尋ね、さらなる対話につなげていきます。

▼その結果

それを聴いた本人たちは、自分たちの体験や語り合ってきたことについて、ほかの人がどう捉えているのかを目の当たりにし、気づきを得ることができます。また、その会話のあいだ、聴き役に徹することで、いろいろと考えたり、気持ちを整理したりする余裕が生まれます。こうして、自分が語ったことから一度離れ、それを捉え直すきっかけとなるのです。

《新たな理解》
を一緒に生み出す

22. 発生時の立ち上げ
23. 連続的な実施
24. 一貫した関わり

25. それぞれの認識
26. 混沌とした状態
27. 意味の変容

28. 一緒に見出す
29. 広がりのある文脈
30. 未来への仲間

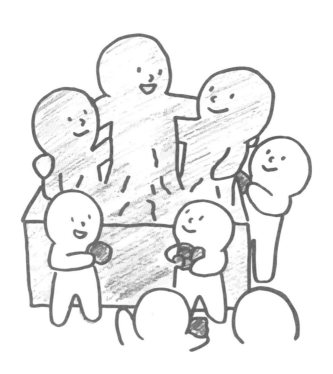

新たな理解

　オープンダイアローグでは、問題や悩みの背後にある状況について、関係者とともに対話を重ねていくことで、共有し得る《新たな理解》に至り、問題そのものが解消する、ということが目指されます。つらい気持ちや、今までなるべく触れないようにしてきた悲痛な体験について一緒に語り合い、それに言葉を与えていくことで、囚われていた視点や解釈から解放され、問題となっていた状態や症状が融解していくのです。そのようなことが起きるためには、安定感のある創造的な協働が必要となります。

　対話を始めるタイミングとしては、本人に問題が生じているまさにそのときに、《発生時の立ち上げ》をすると、その体験や感情のなかへと入っていきやすくなります。そして、そこからじっくりと対話を重ねていくために《連続的な実施》をし、問題が解消するまで同じメンバーで《一貫した関わり》をもつようにします。

　対話においては、誰か一人の認識や「唯一の正しい認識」があると考えるのではなく、参加者の《それぞれの認識》を尊重します。多様な認識を共有することで、それがどのような体験であるかについて、いろいろな視点からの認識が混在する《混沌とした状態》が生じるのですが、これは必要不可欠なものであり、この状態を通じることで、《意味の変容》が可能となります。

　オープンダイアローグでは、対話の外で一部のメンバーで何かを決定したりすることなく、全員であらゆることを《一緒に見出す》ようにします。そのとき、何らかの結論へと収れんさせるのではなく、《広がりのある文脈》をもつ新しい物語を生み出すことを目指します。こうして、問題が解消するだけでなく、対話の経験をともにしたメンバーが、これからの人生をともに生きていく《未来への仲間》になるのです。

No.22

発生時の立ち上げ

First Meeting in Crisis

落ち着いてからではなく、
まさにそのときに。

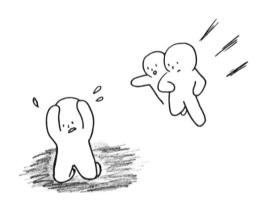

「危機は新たな物語を生み出す『チャンス』である。」（Seikkula & Arnkil）

問題が生じていたり、困り、悩んでいる人がいたりします。

▼その状況において

落ち着いたあとに、そのときの体験や感覚について対話をしようとしても、掘り下げて話すことが難しくなってしまいます。 問題が生じているとき、とくに感情が不安定なときには、対話どころではないと考え、落ち着いてからにしようと思いがちです。しかし、一度落ち着いたあとに振り返って話すとなると、「せっかく落ち着いたので、思い出したくない」と感じるかもしれません。また、そうやって先送りしていると、生々しい感情を思い起こすのが難しくなり、問題の解消ができなくなることがあります。

▼そこで

問題に直面しているまさにそのときに、最初の対話の場を開きます。 問題が発生していることに気づいたり、問題に直面している人に助けを求められたりしたら、できる限りすぐに最初の対話の場を開くようにします。まずは、その人やその問題に《関係する人》を集め、複数人で成り立つ《対話の支援チーム》をつくります。このとき、チームのメンバーは、そのあとも《一貫した関わり》ができるメンバーにします。そして、自宅など、本人たちが集まりやすい場所で、最初の対話を実施します。

▼その結果

本人は怒りや恐怖、不安などの感情も含めて、リアリティをもって語ることができます。また、本人やその周囲の人たちは、今起きている問題をなんとかしたいという気持ちをもっているため、参加するモチベーションを確保しやすく、《連続的な実施》が可能となります。

No.23

連続的な実施

Everyday Meetings

変化をもたらすための
十分な時間を確保する。

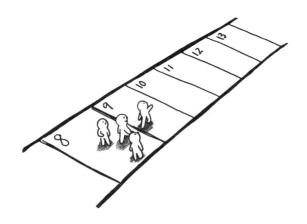

「臨床場面において『不確実性への耐性』を支えている要素は、何度もミーティングをすることと、対話の質を高めることです。家族が危機のなかで孤立していると感じないように、十分な頻度で——必要があれば毎日——ミーティングの機会が持たれることになります。」
（Seikkula & Olson）

問題の解消のために、対話の場を開きました。

▼その状況において

決められた時間内に結論を出そうとすると、話をまとめることに意識がいってしまい、じっくりと対話することができなくなってしまいます。1回の対話では、体力や集中力の限界、そしてほかの生活・仕事との兼ね合いもあり、それほど長い時間を取ることはできません。しかし、じっくりと対話し、理解し合うには、長い時間を要します。オープンダイアローグでは、対話を継続することこそが重視されているため、対話の時間をどう確保するのかは、かなり重要な問題です。

▼そこで

じっくりと話をしていくために、何度も頻繁に対話の場を設けます。フィンランドで行われているオープンダイアローグでは、1回の対話は1時間から1時間半ほど行い、最初のうちは10〜12日間ほど連続して行っています。そのあとは、参加している人たちでどのくらいの頻度で行うのがよいかを判断し、その頻度で対話の場を設けていきます。毎回の終わりには、その時間に話したことを振り返り、次回話すことを確認したうえで、次の日程を決めるとよいでしょう。

▼その結果

対話に必要な時間をしっかり取ることができます。また、1回の対話ですべて話し終わらなくてもよいという安心感が生まれ、焦らずにほかの人の話に耳を傾けることができるようになります。こうして、じっくりと対話を続けることにより、《新たな理解》が生まれ、問題が解消することになります。

No.24

一貫した関わり

Continuous Engagement

関わり続けることで育まれるものがある。

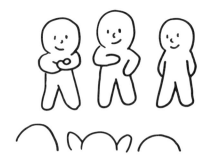

「この『心理的連続性』という考え方、つまり同じチームが一定期間かかわりを持ち続けていくことが、このアプローチではとても大切なことなのです。家族が危機を脱したことがはっきりするまで、このかかわりは続けられます。」（Seikkula & Olson）

何度も対話を行っています。

▼その状況において

途中で参加しているメンバーが変わると、それまで共有されてきた話や、安心感、信頼感が失われてしまいます。《連続的な実施》や長期間の実施となると、メンバーの予定が合わずに代役を立てたり、交代したいと思ったりすることがあるかもしれません。しかし、参加するメンバーが変わると、それまでに共有された話や、対話を通じて形成された信頼感と安心感は失われてしまいます。そうなると、《新たな理解》に至るどころか、意味のある対話の継続さえも難しくなるでしょう。

▼そこで

問題が解消するまで、同じメンバーで関わり続けます。《発生時の立ち上げ》の段階で集まったメンバーで、問題が解消されるまで関わり続けていくのです。そのため、対話の日程を決める際は、メンバーの予定を合わせるようにし、安心して対話を続けるための土台をつくり出します。このように、メンバーが一貫して安定しているということが対話を継続的に深めていくために大切となります。

▼その結果

同じメンバーで対話を重ねることで、少しずつ共有されるものが増えていき、連帯感も生まれます。これが、共有された《それぞれの認識》から《混沌とした状態》を経て《意味の変容》に至るための持続的な基盤となるのです。こうした基盤があることによって、参加している人たちで《新たな理解》を生み出していけるようになります。

No.25

それぞれの認識

Diverse Understanding

人の数だけ、認識がある。

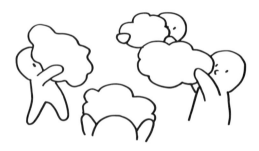

「しかし、対話に参加している者と同じ数だけ、多くの観点と見方があるわけで、あるひとりの人の見方が皆と同じで皆が受け入れることができる見方があると断言できる者は誰ひとりいないのではないだろうか?」(Seikkula & Arnkil)

問題やその背後にある状況について、語り合っています。

▼その状況において

それぞれが自分の視点からの認識にもとづいて話しているだけでは、どの視点を取ったとしても状況を一面的にしか捉えることができません。人は物事を自分の立場から、自分の捉え方で見て解釈します。そのため、同じ出来事に対しても、少し違う認識やまったく異なる認識をしていることがあります。そのため、誰かひとりの認識を全体でそのまま受け入れるということはできません。

▼そこで

それぞれの人が語っていることは、それぞれの人にとってのリアルな認識であることを尊重し、それらを持ち寄りながら、対話をします。語られることのなかには、想定の範囲内のものもあれば、驚くほど自分の認識とは異なる場合もあるでしょう。別の面から見ている相補的なものもあれば、まったく相容れないということもあります。しかし、どれもそれぞれの人の立場から見れば、当然の認識なのです。そのため、どれが正しいということを決めるわけではなく、まずは、それぞれの認識がどのようなものなのかを理解し合いながら、対話をすることが大切です。

▼その結果

一人ひとりの認識について知ることができ、そのことは、少なからず自らの認識に影響を及ぼします。そして、そのように異なる認識が混在する《混沌とした状態》が生まれ、そこを超えると《意味の変容》が起きます。その結果、《新たな理解》をみんなで見出すことにつながるのです。

No.26

混沌とした状態

Ambiguous Situation

その混沌は、変容の最中である。

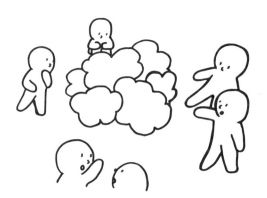

「そういうときにはいつも、不確定な状態になります。そこに何かが生まれつつあるのはわかるのですが、それが何なのか、言うことができないのです。」(Seikkula & Arnkil)

それぞれの人が自らの認識を語ることで、多様な認識が場にもたらされ、混沌としています。

▼その状況において

わかりやすく整理したり、何らかの結論で話をまとめたりしようとすると、《新たな理解》が生まれる可能性が失われてしまいます。 その場の話にまとまりがなく、行きつく先もわからず、混沌としている状況では、居心地が悪かったり不安を感じたりするものです。しかし、新しい意味が創造されるプロセスには、このような多義的で不確定な状態が不可欠であり、ここが踏ん張りどころなのです。

▼そこで

混沌とした状態は、意味が変容していく最中であると捉え、居心地の悪さに耐え、保留しながら、対話を続けます。 この段階に至るまでに、すでに形成されてきた信頼感と安心感があるため、この不確定性にさえ耐えることができれば、新たな理解に向けて進んでいくことができます。そのため、辛抱強くそれぞれの考えや想いがどのような認識から生まれ、どういった背景からきているのかを紐解いていきます。たとえ、「今、何をするべきか」「どう結論づけようか」といった問いが意識に上ったとしても、対話そのものが答えを出すまで、自らの回答を保留します。

▼その結果

安易に結論づけず、多義的で不確定な状態に耐え抜くことで、最初は別々だった認識がだんだんと混じり合っていきます。そして、そのような対話を続けることによって《意味の変容》が起き、《新たな理解》へとつながっていくのです。

No.27

意味の変容

Transformation of Meaning

意味の生成に立ち会い、
その過程とともにいる。

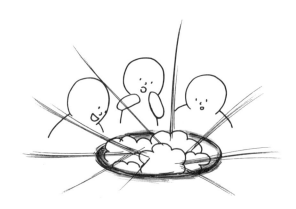

「新しい理解が開けるのは、〈対話〉としての話し合いができてこそである。それができたときには、話し合いに参加している人たちの『あいだ』という場所に、新たな意味が生まれてくるかのようである。」(Seikkula & Arnkil)

《混沌とした状態》のなかで、対話を続けています。

▼その状況において

それぞれの人が語ったことについて、発言されたときの意味で固定的に捉えていると、対話のなかでのゆらぎや変化を見逃してしまいます。 語られた言葉の意味合いは、《多様な声》のなかで徐々にゆらぎ、変化していきます。しかし、それらは以前の言葉を用いて語られ続けるため、意味の変化が見えにくくなっています。そのズレに気づくことができなければ、《新たな理解》へと至る契機を逃してしまいます。

▼そこで

対話を重ねるにつれて、それぞれの人のもつ認識や言葉の意味が変わってきていることに気づき、その変化を見守ります。 対話においては、何かが語られるたびに、以前語られたことも新しい意味を帯び、変化します。また、前提としていたことや出来事の認識も変わっていくため、同じ人が同じことを言っていても、それの意味するところはどんどん変化していきます。そのため、そういった生まれつつある新しい意味を繊細に感じ取り、丁寧に見守っていく必要があるのです。

▼その結果

用いられている言葉や、当初の意味合いに囚われずに、生まれつつある新しい意味を捉えられ、《新たな理解》への道が開けます。また、このような過程では、きわめて創造的な瞬間に立ち会うことになり、これから前向きに生きていくためのひとつの貴重な経験となります。

No.28

一緒に見出す

Finding Together

この場に、外部をつくらない。

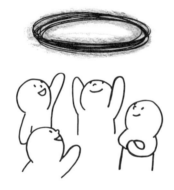

「この場合のゴールは、苦労してコンセンサスに至ることではありません。理解と理解を結び合せることです。患者と家族にかかわる問題は何であれ、彼らの目の前で話し合うべく最大限の努力がなされます。」(Seikkula & Olson)

ここまでの対話を踏まえ、これからのことについて考えようとしています。

▼その状況において

全員での対話の場の外で、今後の方針などについて話したり決めたりすると、みんなで語り合った内容から飛躍が生じ、対話の流れや関係性が崩れてしまいます。対話の時間は限られているので、みんなで対話する時間を多く取ろうとすると、方針等は一部のメンバーで決めてしまおうという考えが思い浮かぶかもしれません。また専門的な人がいる場合は、その人が決めることが効率的だと考えるかもしれません。しかし、対話の場以外で何かを話したり決定したりすると、それを受け入れられない人が出たり、距離が生じたりしてしまいます。

▼そこで

これからの方針や計画などあらゆることは、対話の場においてみんなで話し合い、見出していきます。「これからどのような方針で進めていくのか」など、すべてのことは《関係する人》たちがいる場で一緒に決めます。《対話の支援チーム》のほかのメンバーと話したいときには、その対話の場で《リフレクティング・トーク》をすればよいのです。そういうことも含めて、全員で同じプロセスをともにするということが大切です。

▼その結果

すべての方針や計画が、透明性が高いかたちで決まるので、誰もが自分事として受け入れやすくなります。また、本人も自分がその決定に参加しているということから、主体性を持てるようになります。さらに、「この対話の場に、大切なことがすべてある」と感じられるようになり、信頼感も強まります。

No.29

広がりのある文脈

Ever-Widening Context

これまでを包み込む、
新しい「物語」を見出す。

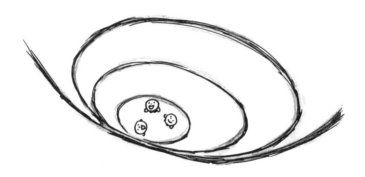

「対話は、単に合意点をさがすのではなく、新たな態度を支える新たな文脈を生み出すこと、価値観を共有しながら協働行動を行うことができるようになることをめざしている。」
（Seikkula & Arnkil）

対話を重ねるなかで、問題や悩みの種となっていた体験のもつ意味が変わりつつあります。

▼その状況において

全員で合意できるような重なりを見出そうとすると、ずれている部分にも意識が向いてしまい、気持ちが引き戻されてしまいます。対話の場で生まれた新しい意味や認識の共通項・類似点を探そうとすると、かなり小さな部分になってしまうかもれません。そうなると、大部分の違いの方に意識が向き、これまでと変わっていない気持ちになってしまいます。そうなってしまっては、これまでと状況は変わらず、問題も解消しません。

▼そこで

これまでの対話で生まれてきた認識や意味を包み込むような、より広がりのある文脈をもつ新たな物語をつかんでいきます。《新たな理解》とは、問題にまつわる体験を、これまでと同じようなレベルの視点で捉え直すということではありません。そうではなく、それらの体験を含み、包み込むような新しい「物語」をつかむということなのです。対話によって言葉を重ねることで、その「物語」が生み出されるだけでなく、参加者がそれを語ることができるようになります。

▼その結果

問題を感じていた本人は、自らの体験を、それを含む新たな「物語」との関係のなかで理解することができるようになります。そうすると、これまで問題や原因とされていたことも、新しい位置づけで理解され、意味が変わるため、そこから解放されることとなるでしょう。そして、そのような《新たな理解》は、これから生きていくうえでの心の拠り所となり、未来への希望をもたらす重要な光となります。

No.30

未来への仲間

Community for the Future

対話の体験を共有した
心強い仲間たち。

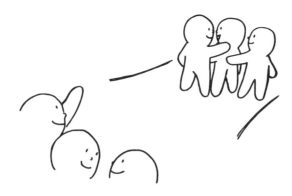

「患者にとっても、今彼が話している人たちは、必ずや自分の人生の困難な経験に重要な役割を担った人たちとなるのだ。彼が治療者と一緒につくりあげるのは、危機を生き抜くための共同体だけではない。まだ言葉にできていない経験を語る新たな共有された言葉を得て、相互に応答し合う新しい共同体をもつくりあげるのである。」(Seikkula & Arnkil)

幾度となく対話を重ねた結果、問題が解消しました。

▼その状況において

これから生きていく日々のなかでは、また新たな問題が生じることがあるでしょう。長い人生のなかでは、さまざまなことが起こるものです。今回はチームが支援をし、長い時間をかけて対話を重ね、問題が解消されました。しかし、これから先は、いつもそのようなことができるとは限らず、自らの力で生きていく必要があります。

▼そこで

対話を重ねることで問題が解消されたことは、参加した人たちの共通の経験となり、これからを生きていくためのベースになる、ということをみんなで共有します。対話のなかでは過去のつらい体験が語られてきましたが、それを語った対話自体も、新しいひとつの体験です。それは、大変な問題を解消できたという成功体験です。しかも、それは孤独なものではなく、自分にとって大切な人たちとのかけがえのない共有体験でもあります。最後に、そのことをみんなで確認し、実感します。

▼その結果

苦難を乗り越えたという経験が、これから生きていくうえでの自信となり、力となります。今後、たとえ新たな問題が起きたとしても、今回一緒に乗り越えたように、また乗り越えられるという希望を持つことができます。このように、オープンダイアローグは、過去の体験を捉え直すための新しい意味を生むだけでなく、これからの人生を前向きに生きていくための根源的な力をも生み出すのです。

「言葉には始めも終りもないし、対話のコンテキストは果てしがない（それは無限の過去と無限の未来へ入っていく）。過ぎ去った、つまり過去の時代の対話から生れた意味というものも、決して固定した（最終的に完結し、終ってしまった）ものではない。それらはつねに来るべき未来の対話の展開のなかで変っていく（更新する）。対話の展開のある時点では忘れ去られた意味たちの厖大な量があり、それが次の展開のある時点では、その進行の具合によって改めて思い出され、（新しいコンテキストのなかで）更新された形で息を吹きかえす。絶対的な死というものはない。意味というものにはそれぞれ、その誕生の祝祭がある。大きな時間の問題。」（Bakhtin）

「対話のことば」を活かした対話の実践に向けて

　本書『対話のことば』で示されている一つひとつの「ことば」は、人々のあいだで起きている問題を、対話を通じて解消していくための心得となるものです。一般に、対話方法の評価をするのは難しいものですが、本書で紹介する心得は、すでに医療分野で実績を出している「オープンダイアローグ」の方法から見出していることから、信頼に足るものと言えるでしょう。「対話のことば」をつくる過程では、その専門的実績を支える対話の本質はしっかりと抽出しながらも、精神医療分野での実践だけでなく、より広い領域でのさまざまな問題解消にも活用できるように配慮して記述しています。

　本書は、その本質の抽出・記述において「パターン・ランゲージ」という方法を使っています。これは、実践を重ねた専門家のもつ実践知をほかの人にも共有するための方法として、近年、さまざまな分野で使われ始めている方法です。その特長は、高度な実践知を、人々が扱いやすい小さな単位で切り出すこと、また方向性を示しつつ適度に高い抽象度で実践知を記述することで、個々人の文脈に当てはめて実践を促すことができる点にあります。また、小さい単位でまとめた実践知を「ことば」として記述することで、日常のなかでその概念が想起されやすく、考えたり、話して深めたりすることを支援します（詳しくは後に説明します）。

　本書『対話のことば』を読み、何らかの問題解消のために対話をしたいと思われた方は、ぜひ30個の「ことば」のなかから、気に入ったものやチャレンジしてみたいものをいくつか選んで、じっくり読んでみてください。そして、自分ならば、つまり自分の置かれた環境ならば、自分の性格ならば、相手の状況ならば、この心得をどう実践できそうか、という具体的な行動を考えて、試してみてください。

　「対話のことば」には定まった使い方はありませんが、①身近な人たちの問題を解消するために対話の支援をする、②自分たちの問題を解消するためにみんなで対話の場をもつ、③自分と身近な人とのあいだにある問題を解消するために対話をする、という3つの活用について紹介します。ぜひ参考にしてみてください。

①身近な人たちの問題を解消するために対話の支援をする

組織のなかでのプロジェクトや、学校での生徒・学生同士の取り組み、近所のコミュニティなどにおいて、自分が何らかの問題を見つけたり相談を受けたりした場合は、「対話のことば」を参考に、対話の支援者として対話の場を開いてみるとよいでしょう。これは、オープンダイアローグのように、《対話の支援チーム》として《関係する人》たちの対話を支援するというものです。それゆえ、30個すべての「対話のことば」を活かすことができます。

中立的な立場の人が場に入ることで、対話に安定感が生まれるため、当事者の人たちは普段と違うコミュニケーションをとることができます。見守られている安心感とともに対話ができるため、自分の思っていることを口にすることができるとともに、相手の意見にも耳を傾けられ、だんだんとお互いの理解が深まっていくようになるのです。

こういった状況においては、以下のような流れで「対話のことば」を活用してみましょう。

(1) 相談を受けたり、問題が目についたりすることから始まります。そこで対話の場を開いた方がよさそうな場合は、《発生時の立ち上げ》としてなるべく早めに最初の場をもつようにするとよいでしょう。そして、自分ひとりではなく、複数人で《対話の支援チーム》をつくり、問題に《関係する人》たちに参加してもらうようにします。こうした状況を整えたら、対話の場を開催する日を決めて、始めます。

　このとき、《対話の支援チーム》のメンバーは、事前に本書『対話のことば』を一通り読んだうえで、何が起こり得るのか、どういったことを大切にするべきなのかをイメージしておくようにします。何が大切かを知っている人が場に関わることで、安定感と安心感のある対話ができるようになります。

(2) 対話の前に、「どのようなこと（心得）を意識して臨むのか」を、30個の「対話のことば」のなかから選んでおきます。1回あたり3つくらいを選択するのがよいでしょう。というのも、あまりにも多くの「ことば」（心得）を意識していると、対話の場においてほ

かの人の発言や振る舞いへの注意が削がれてしまうかもしれないからです。そのため、あくまでも現在の自分のもっている力をベースとしながら、少しそれを引き上げてくれるような「ことば」を3つほど選ぶようにするのです。

　選ぶ際には、自分のこれまでの経験を振り返ったときに、実際の場面で意識からこぼれ落ちやすく、しかし大切だと思うものを選ぶのがよいと思います。また、もし参加者の特徴や状況が事前にわかっていれば、それに合わせて必要となりそうなものを選択するのもよいでしょう。

　3つほどの「対話のことば」を選んだら、《対話の支援チーム》のメンバー同士で、お互いどのようなことを意識して対話に臨むのかを事前に共有しておくとよいでしょう。それぞれの観点から対話の場をよりよくするコラボレーションが可能になります。このとき、メンバーのあいだで「対話のことば」を共通言語にできることの意義を感じられるはずです。

(3) 実際に対話が始まってからは、意識したい心得の名前（ことば）を目に見えるところに置いておくことをおすすめします。ポストイットやノートの端などに、軽く書き留めておくくらいで構いません。少し目を向ければ選んだ心得を思い出せるという距離感で置いておくことによって、対話に集中しながらもふとした瞬間に思い出すことができるようになります。

(4) 対話が終わったあとは、どうだったかについて本書を通して振り返りをしましょう。対話の場への自身の関わり方がどうだったかということに関して、「対話のことば」を用いて振り返ります。何が実践できて、何が実践できなかったのかを把握することは、自らの経験から学び、次への改善に至るための重要なステップです。そして、今回の経験や振り返って気づいたことについて、《対話の支援チーム》のメンバーで話し合ってみるとよいでしょう。

このようにして、「対話のことば」を用いることで、対話の支援者として身近な問題の解消に取り組むことができます。実際に「対話のことば」を用いて対話の支援を実践した方々からは、次のような感想がありました。

「『対話のことば』を事前に読むことで、対話の場で起こりうる状況の想像がしやすかった。また、対話に臨む際の自身のスタンスをあらかじめ決めることができた。」

「『対話のことば』をファシリテーター同士の共通言語として利用でき、連携がとりやすかった。」

「《それぞれの認識》を意識していたことで、あるワードがどういう意味で同じで、どういう意味で違っているのかが気になった。とくに、『みんなそう思ってると思うんだけど……』という文脈が出たときに、『本当にみんなそう思っているのかな』と疑問に思って『それぞれがそのワードに関してどう思うか』を考えてもらう質問が出せた。結果的に、対話の連鎖を生むことができたのではないかなと思う。」

②自分たちの問題を解消するためにみんなで対話の場をもつ

プロジェクト、家族など、複数人が集まる広義の意味での「チーム」において、自分たちで自分たちのコミュニケーションや関係性をよりよくするために「対話のことば」を活かすことができます。バックグラウンドや価値観の違う人同士が集まって仕事や生活などをしていると、どうしてもお互いのあいだでうまくいかないことがあったり、衝突したりすることがあるでしょう。そのような状態では、一緒にいて居心地が悪いだけでなく、物事の進みが悪くなったり、そこでの成果の質が下がったりなど、具体的なところにも影響が及んでいきます。

そこで、本書『対話のことば』を参考にチームのみんなで対話をすることで、自分たちで

自分たちの関わり合いをよりよくしていくことができます。これは、《対話の支援チーム》として誰か別の人たちの対話を支援するというのではなく、自分を含む「チーム」のメンバーがみんなで「対話のことば」の心得を把握して実践することで、自分たちのコミュニケーションのあり方を変えて、自分たちで自分たちの問題を解消するというものです。本来のオープンダイアローグとは異なる設定ですが、ほぼすべての「対話のことば」を活かすことができます。

　このような場合には、以下のような流れで、「対話のことば」を活用します。

(1)　最初に、チームのメンバー全員で『対話のことば』をざっと読み、把握します。そして、個々の「対話のことば」について、わからないものがあれば、どういう意味なのかを話し合ってみましょう。自分たちの日頃の関わり合いの状態を振り返り、今の自分たちがよりよいチームになっていくにあたって大切にしたいことを意識するのです。

(2)　そして、現状認識の話し合いです。「これはよくやっているよね」「いつも大切にできているよね」といったようにチーム内の関わり合いの現状について、みんなで「対話のことば」に照らして丁寧に見ていきます。こうすることで、自分たちのチームのコミュニケーションの癖や良し悪しを多面的に見ていくことができます。

(3)　そのあと、よりよくしていくための話し合いに入ります。「これを気にしてくれるとうれしい」「こうだったらもっとよいよね」といったようにチーム内の関わり合いがよりよくなるために大切そうな「対話のことば」をみんなで選びます。そして、自分たちのチームでは、具体的にどのように実践できそうかまで話し合います。まずは、翌日からみんなで変えていけるような行動を見つけるとよいでしょう。

　こういった過程をチーム全体で共有することで、大切にしたい関わり合いを共通認識とすることができます。そして、選ぶ段階でお互いの想いが交わされ、共有されているため、日

頃の会話や行動において意識されやすくなります。

　その後、ミーティングや話し合いをする際には、チームで大切にしたいと選んだ「対話のことば」を、見える場所に置いておくとよいでしょう。そうすれば、チームのメンバー同士で大切にしたいと思っていることをみんなで意識しながら、話し合うことができます。実際に活用した方々の声としては、以下のようなものが届いています。

　　　「自分たちにとって大切なものを一緒に選ぶことで、約束事ができ、それによって安
　　　心感が生まれ、素直に気持ちを出すことができるようになった。」

　　　「『対話のことば』を選ぶというプロセスで話し方・聞き方について考えたからこそ、
　　　お互いの発言の奥にある見えづらい思いや背景などを丁寧に探求するように話し合う
　　　ことができた。」

　　　「当たり前のように感じていて、あえて口にする必要がないと思っているけど、実は
　　　大事なこと——そういうことを口にすることができた。そこに光が当たったことで、
　　　互いのつながりを深めることができたように思う。」

　このように「対話のことば」を用いることで、自分たちで自分たちの会話をよりよくすることができます。なお、このような活用においては、『対話のことばカード』（別売）を用いることをおすすめします。カードには、内容がコンパクトにまとまっており、それらを一枚一枚分けて扱ったり、目に見えるところに置いたりすることができるようになります。

③自分と身近な人とのあいだにある問題を解消するために対話をする

　同僚や友人、家族など、日常において関わる身近な人とよりよい人間関係やコミュニケーションを築くために、「対話のことば」を使うことができます。ここでは日々のコミュニケー

ションや人間関係における、ちょっとしたすれ違いや誤解、勘違いを解消するために、「対話のことば」を活用していく例を紹介します。

　これは、「対話のことば」を自分と誰かほかの人とのあいだのコミュニケーションの改善に活かすということなので、オープンダイアローグのような数人で行うミーティングでの対話とは想定が異なります。そのため、《多様な声》カテゴリーのものなどは、そのままでは使えないものがあるので、取捨選択したり、アレンジして用いることになります。

　このような目的のためには、以下の方法で「対話のことば」を活用することができます。

(1) 最初に、今の自分の日常生活において関係性をよりよくしたい人を思い浮かべます。それはいつもいがみ合っている同僚や、なかなか心を開いてくれない部下、最近そりが合わないパートナーかもしれません。あるいは子育て中の子どもとの関係かもしれません。

(2) その人との関係性がよりよくなるためには、どの心得が役に立ちそうかを考えます。「対話のことば」の記述を読みながら、ピンとくるものを選ぶとよいでしょう。「問題」の部分が重なっていることもあれば、「解決」が直接響くこと、「結果」に期待があふれることもあるでしょう。

(3) 役立ちそうな心得を見つけることができたら、もしそれを実践することができたら、どんなよい未来が起こり得るのかを想像します。たとえば、「《じっくり聴く》ことをしたら、部下の置かれている状況とそこでの心境がわかって、寄り添いながら関われるようになるだろうな。そうしたら、彼／彼女もより働きやすくなったり、私にも頼りやすくなったりしそうだな」というように、そのヒントを実践した先にあるよい未来をイメージするのです。このイメージがあなたの実践をサポートすることになるでしょう。

(4) そして、それを実践に移します。実践のあとは、やってみてどうだったかを振り返るとよいでしょう。具体的にはどんな関わりをして、その結果いつもとどんな違うことが起

きたのか。どんな学びを得たのか。そしてほかにも役立ちそうな心得があれば、次回の会話で再度実践してみることができます。

実際に活用した方からは、以下のような声があがっています。

「自分のなかで《気持ちの共鳴》が起きることをよしとして、友人と話してみた結果、相手がのびのびと言葉を紡いでいきました。『普段はこんなこと話さないけど、あなただから話せた』と言ってもらえました。」

「《じっくり聴く》を意識して奥さんに関わることで、相手の聞きたいことを正確に把握することができ、お互いにストレスを感じることがなくなりました。」

「《内側から捉える》ように母の話を聴いていたら、母が歩んできた道の大変さを思い、ねぎらいの言葉を掛けたくなった。しばらく考えていると、母がつらい出来事を抱えながらも生きている仲間のような感覚をもちました。」

「『対話のことば』は相手と理解を深めるためのコミュニケーションの方向性を示すものだと思います。」

これらの感想をみてみると、「対話のことば」には相手への理解を深めることや、それによってお互いの関係性の質がよりよくなることをサポートできる可能性があることがわかります。「対話のことば」のなかでも、コミュニケーションや対話の基本に言及している心得は、このように日常的なコミュニケーションの改善にも役に立つのです。

以上、3つの場面における活用の仕方を紹介してきました。身の回りのある集団・チームにおいて問題が起きたときに対話の支援者として関わる、自分たちの集団・チームのなかの

関わり合いをよりよくする、日頃からの人間関係をよりよくする、というように、読者のみなさんの日常を多面的にサポートできるであろう切り口を選びました。ほかにも、問題解消とは少し異なるかもしれませんが、対話の力を高めるために、話し合いを行う前に目標として提示する、というような使い方もできるでしょう。小中学校や高校などで使えば、対話の力を備えた子どもたちが育つことが期待できます。

　これらの活用の仕方を参考にしながら、ぜひ現場で実践し、よい対話を実現してみてください。読者のみなさんの周囲で、必要とされている「対話」が起こり、問題が解消されていくことにつながるのであれば、それはとても素敵なことだと思います。

対話の実践の可視化と把握──対話実践の経験チャート

　30個の「対話のことば」の観点から、自分の対話の実践の現状を可視化すると、自分の実績の全体像を把握することができます。実は、「対話のことば」は、内容の近い心得が3つごとにひとまとまりになって体系づけられています。たとえば、4.《ひとりの人として》、5.《じっくり聴く》、6.《そのままの言葉》は、相手の《体験している世界》について聴くための基本姿勢です。このようにすべての心得が、3つごとに1つのグループになるようにまとめられています。ここでは、この構造を活かします。

1. 体験している世界	2. 多様な声	3. 新たな理解
4. ひとりの人として 5. じっくり聴く 6. そのままの言葉 7. 開かれた質問 8. 言葉にする時間 9. 語りへの応答 10. 内側から捉える 11. 感情の通路 12. これまでへの敬意	13. 関係する人 14. 対話の支援チーム 15. 輪になる 16. 全員の発言 17. ゆったりとしたペース 18. 応答の連鎖 19. 小さなサイン 20. 気持ちの共鳴 21. リフレクティング・トーク	22. 発生時の立ち上げ 23. 連続的な実施 24. 一貫した関わり 25. それぞれの認識 26. 混沌とした状態 27. 意味の変容 28. 一緒に見出す 29. 広がりのある文脈 30. 未来への仲間

　自分の対話の実践を可視化するために、「対話のことば」のそれぞれについて、自分が日頃（もしくは特定の話し合いの場において）実践しているかどうかをチェックしていきます。たとえば、No.4〜6のグループでいうと、専門的な立場としてではなく《ひとりの人として》対話の場に臨んでいるか、相手の話を《じっくり聴く》ことはできているか、言葉を換えたりせず《そのままの言葉》を使っているかなど、実践しているか否かを考えるのです。

カテゴリー	グループ	対話のことば	実践 チェック ○	グループ スコア 0~3
《体験している世界》 を内側から感じる	ともにいる姿勢	4. ひとりの人として		
		5. じっくり聴く		
		6. そのままの言葉		
	語りを受けとめる	7. 開かれた質問		
		8. 言葉にする時間		
		9. 語りへの応答		
	深く感じる	10. 内側から捉える		
		11. 感情の通路		
		12. これまでへの敬意		
《多様な声》 が生じる場にする	対話の場づくり	13. 関係する人		
		14. 対話の支援チーム		
		15. 輪になる		
	みんなで声を出し合う	16. 全員の発言		
		17. ゆったりとしたペース		
		18. 応答の連鎖		
	気持ちを分かち合う	19. 小さなサイン		
		20. 気持ちの共鳴		
		21. リフレクティング・トーク		
《新たな理解》 を一緒に生み出す	安心と信頼の基盤	22. 発生時の立ち上げ		
		23. 連続的な実施		
		24. 一貫した関わり		
	創造的な不確定性	25. それぞれの認識		
		26. 混沌とした状態		
		27. 意味の変容		
	未来につながる物語	28. 一緒に見出す		
		29. 広がりのある文脈		
		30. 未来への仲間		

この3つの心得のうち、実践しているものの数が、このグループのスコアになります。1つ実践しているなら1ポイント、2つなら2ポイント、3つなら3ポイントとういうことになります。そして、そのような振り返りを、すべての心得に対して行い、それぞれのグループのスコアを出していきます。実際に取り組むときには、前ページの表をコピーし、それに書き込んでいくとよいでしょう。

　すべての心得の実践チェックが終わり、各グループのスコアが算出できたら、その結果をp.89の「経験チャート」の該当箇所にプロットしていきます。こちらも、グラフの土台をコピーして、それに書き込んでいくことをおすすめします。グループごとに軸があるので、その軸の目盛りの0から3のなかで自分のスコアに対応するところに印をつけていきます。そして、すべてのグループに対して印をつけ終わったら、それらの点をつなぎ、囲まれた領域に色を塗ります。

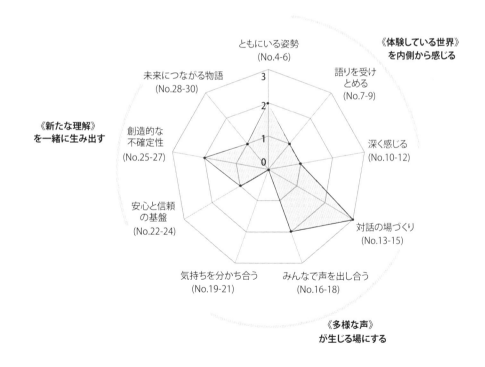

こうして、対話実践の経験チャートを描くことができます。たとえば、p.87 のグラフのようなデコボコのある領域が描かれます。こうすると、「対話のことば」の観点で見た、現在の自分の対話実践の全体像を把握することができます。実践領域が外側まで広く伸びているところは、自分が多く実践している領域になります。逆にへこんでいて狭いところは自分が実践していない（できていない）領域です。

この経験チャートを見ながら、へこんでいる領域を広げるにはどうしたらよいかを考えていきます。それぞれの軸には 3 つの心得が紐づいています。つまり、そのうちのいずれか 1 つを実践すれば、1 目盛り分、広がるわけです。そう考えながら、それぞれの「対話のことば」のページを読み直し、実践してみるようにします。このように、経験チャートは今の自分の現状を把握するだけでなく、次に取り入れてみるべき心得が何なのかを考えるための手段となります。

そして、実践を重ねてから、再度描き直してみましょう。すると、自分の実践領域が広がっていることに気づくでしょう。このように、経験チャートは、自分ではつかみにくい自らの成長・変化を把握することができる手段でもあるのです。

なお、この経験チャートは、人によって「実践あり」の基準が異なるので、単純に領域の大小でほかの人との能力比較に用いることはできない、ということに注意してください。

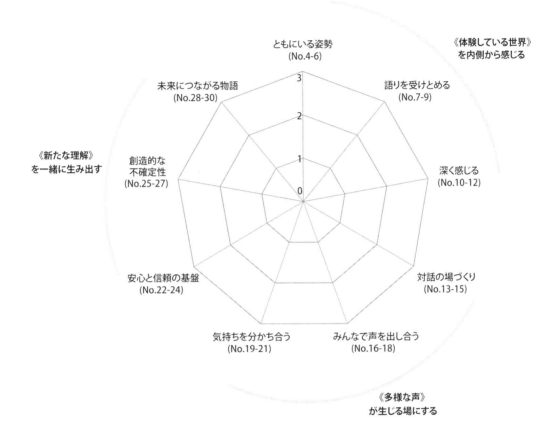

パターン・ランゲージとは

　『対話のことば』は、オープンダイアローグに学ぶ対話の本質を、パターン・ランゲージのかたちでまとめたものです。パターン・ランゲージ（pattern language）は、成功している事例やその道の熟練者に繰り返し見られる共通パターンを抽出し、抽象化を経て言語（ランゲージ）化することで、よい実践の秘訣を共有するための方法です。そういった成功の"秘訣"ともいうべきものは、「経験則」「実践知」「センス」「コツ」などといわれますが、なかなかほかの人には共有しにくいものでした。パターン・ランゲージは、それを言葉として表現することによって、秘訣をもつ個人が、どのような視点でどのようなことを考えて、何をしているのかをほかの人と共有可能にするのです。

　「パターン」は、どれも決まった形式で書かれています。ある「状況」（context）において生じる「問題」（problem）と、その「解決方法」（solution）、そしてその「結果」（consequence）がセットになって記述され、それに「名前」（パターン名）がつけられています。このように一定の記述形式で秘訣を記し、それを象徴的に示す「名前」をつけることで、その内容をひとことで表す「ことば」ができあがるのです。そして、その「ことば」が、ある事象の共通認識を可能とし、そこにつけられた「名前」が新たな共通言語となるのです。

　実践の秘訣をパターン・ランゲージにまとめることのメリットには、「経験の交換・蓄積」ができるようになること、「認識のメガネ」として用いることができること、「経験の連続性」をもてることがあげられます。以下、ひとつずつ見ていくことにしましょう。

1.　経験の交換・蓄積

　他人の成功体験を具体的に聴いても、その本質をつかむことは容易ではありません。それは、話す側も自分の成功の本質を捉えて、それがスムーズに伝わるように話を構成するのが難しいということの裏返しでもあります。

ですが、パターン・ランゲージの語彙（ボキャブラリー）を用いて語ることで、共有すべき成功の本質を両者がともに理解しながら話し・聴くことができるようになります。個人の経験が成功の本質に沿ったかたちで効果的に引き出され、ほかの人に伝わるのです。聴いた人も、本質と、話者の状況ならではの具体的な詳細を分けて理解することができるため、本質を自分の状況に当てはめて取り入れることができるようになります。

2. 認識のメガネ

　パターン・ランゲージが言葉（概念）を提供してくれるので、その言葉がなければ見えなかった現象を認識できるようになります。たとえば「机」という言葉（概念）がなければ、目の前の物体を「机」として認識することはできません。また、自分はどんな「机」がほしいのか、「机」をどう改善したいのか……なども、「机」という言葉（概念）がなければ、考えることはできません。

　同様に、よい実践の仕方にも名前がなければ、その実践を目の当たりにしても、それを取り出して認識することができません。パターン・ランゲージは、よい実践の秘訣に名前をつけることで、人々がそれらを認識することをサポートします。

　そのようなことから、パターン・ランゲージは、「認識のメガネ」であると言えます。言語を通じて秘訣を認識していることで、上手な人がなぜ上手なのかを読み解き、理解することができるようになるのです。

3. 経験の連続性

　パターン・ランゲージは、自分の経験を活かしつつ、ほかの人の成功の秘訣を取り入れることで、その人らしさを肯定しながら成長することを促します。成長するには、よいやり方を学んでいく必要がありますが、自分の状況や環境、個性などに合わせながら、他者の秘訣を取り入れていくのはなかなか難しいことです。パターン・ランゲージは、よい活動の「質」

（quality、よさ）を生み出す要素を小さい単位でまとめ、手軽に扱えるようにしています。また、具体的にどう行動するかを自分に合わせて考える余地を残し、抽象的に記述することで、個々人が過去の成功パターンを取り入れやすくなるようにつくられています。

　自分のやり方をやめてほかの人のやり方をまねするのではなく、今の自分をベースとして、そこにさらに秘訣を取り入れていくことで、自分のよさ・らしさを保ちながら、変化・成長していくことができます。このように、パターン・ランゲージでは、自分の過去の経験の上に成功した他者の秘訣を乗せていくことで「経験の連続性」を実現することができるのです。

　このような利点をもつパターン・ランゲージは、もともとは、1970 年代に建築家クリストファー・アレグザンダーが住民参加のまちづくりのために提唱した知識記述の方法でした。アレグザンダーは、町や建物に繰り返し現れる関係性を「パターン」と呼び、それを「ランゲージ」（言語）として住民と共有する方法を考案しました。彼が目指したのは、誰もがデザインのプロセスに参加できる方法でした。町や建物をつくるのは建築家ですが、実際に住み、アレンジしながら育てていくのは住民だからです。

　建築分野で発展したパターン・ランゲージは、1990 年代にはソフトウェアの分野に取り入れられるようになり、多くのパターン・ランゲージがつくられるようになりました。そのあと、2000 年代に入り、人間の行為の秘訣を記述することに応用されるようになってきています。このような人間行為のパターン・ランゲージは、第 3 世代のパターン・ランゲージであり、「パターン・ランゲージ 3.0」と呼ばれています。

　慶應義塾大学 井庭崇研究室は、パターン・ランゲージを創造的な人間行為の支援に応用し、国内外で先導的な立場で研究・実践を進めています。これまでに制作した主なものとしては、「ラーニング・パターン」、「プレゼンテーション・パターン」、「コラボレーション・パターン」、認知症とともによりよく生きるための「旅のことば」、企画・プロデュース・新規事業を行うための「プロジェクト・デザイン・パターン」、主体的・対話的で深い学びを育むための「アクティブ・ラーニング・パターン《教師編》」、これからの時代の進路選択のための「未来の自分をつくる場所 進路を考えるためのパターン・ランゲージ」、読書のコツや楽しみ方を言

語化した「Life with Reading—読書の秘訣」などがあります。これまでに、60以上のさまざま分野の実践について、1600パターン以上をつくってきました。本書『対話のことば』は、そのような「パターン・ランゲージ3.0」の新しい成果なのです。

パターン・ランゲージは、実践的な方法について書かれていることから、「マニュアルとどう違うのか？」という質問をよく受けます。結論から言うと、かなり違うものです。マニュアルは、誰がやっても同じ結果を再現するためのものですが、パターンランゲージは、個々人が、自分なりの実践を探究することをサポートします。

パターン・ランゲージは、いうならば、理念とマニュアル（行動指示、操作手順）の「中空」を結ぶ「言葉たち」です。理念に結びつきながら、具体的な行動の手順は示しません。指示された手順通りに実行すれば必ず成功するというようなものではなく、活動の「指針」が少し抽象的に示されています。それにより、どのように行動することで理念に則ったよい「質」を体現していけるのかを自分に合わせて考えることができるようになっています。

現在、実践領域の多くでは、理念とマニュアルのあいだをつなぐ言葉がありません。このつながりは、その文化に長くいる者には見え、体現できるものの、経験の浅い人には大変難しく、理念に則った日々の行動を行うことはなかなかできません。そのため、パターン・ランゲージは、抽象的すぎず具体的すぎない「中空の言葉」として、期待されているわけです。

本書をきっかけに、「パターン・ランゲージ」という方法に興味をもったら、ぜひ次の本を読んでみてください。パターン・ランゲージの考え方や歴史、活かし方などが書かれています。

- 井庭崇 編著, 中埜博, 江渡浩一郎, 中西泰人, 竹中平蔵, 羽生田栄一,『パターン・ランゲージ—創造的な未来をつくるための言語』, 慶應義塾大学出版会, 2013.
- 井庭崇, 梶原文生,『プロジェクト・デザイン・パターン—企画・プロデュース・新規事業に携わる人のための企画のコツ32』, 翔泳社, 2016.

また、以下のサイトでは、パターン・ランゲージについての情報を提供しています。こちらも合わせてご覧ください。

- CreativeShift パターン・ランゲージの情報サイト：http://creativeshift.co.jp
- 井庭崇ホームページ：https://web.sfc.keio.ac.jp/~iba/
- Facebook グループ「パターン・ランゲージ 3.0 活用・実践コミュニティ：
  https://www.facebook.com/groups/145175826201137/

　本書と同じ丸善出版から出ている『旅のことば　認知症ともによりよく生きるためのヒント』は、「認知症であっても、前向きにいきいきと暮らしていく」ための工夫や考え方を 40 個のパターンにまとめたもので、世界で初めての福祉分野のパターン・ランゲージです。この本は、認知症のご本人の方や家族の方に「やさしいことばで希望をもたらしてくれる」と好評を得ているほか、そのカード版は全国のあちこちの地域・施設・イベントで対話や発想を促すツールとして用いられています。

　たとえば、全国のデイサービスや高齢者住宅、オレンジカフェ（認知症カフェ）などでも、認知症のご本人や家族の対話のために用いられています。もの忘れ外来には、待合室に医師や看護師さんが選んだカードを掲示して、患者さんに前向きな暮らしの秘訣としてお知らせしているところもあります。市が発行する認知症ケアパスでこの「旅のことば」のパターンを取り入れ、当事者の方への最初のメッセージとして使っている自治体もあります。また、サービス付き高齢者住宅でのスタッフの研修やサービス・企画の立案に使われていたり、認知症サポーターの養成や看護教育で用いられていたりもします。

　このような活用の取り組みについては、Facebook グループ「『旅のことば』をみんなで使おう！」（ https://www.facebook.com/groups/244243222597370/ ）で、日々投稿されています。こちらも併せてご覧ください。

オープンダイアローグについて、さらに理解を深めるために

　本書の内容は、オープンダイアローグに関する文献や論文、講演の内容などを踏まえてまとめられました。本書で紹介した「対話のことば」のそれぞれの心得についてさらに理解を深めるために、ぜひ原典にあたることをおすすめします。以下の表の数字は、次の3つの文献における該当ページ番号です。

- 『オープンダイアローグとは何か』（斎藤環　著・訳, 医学書院, 2015）
- 『オープンダイアローグ』（ヤーコ・セイックラ, トム・エーリク・アーンキル　著, 高木俊介, 岡田愛　訳, 日本評論社, 2016）
- 『Open Dialogues and Anticipations: Respecting Otherness in the Present Moment』（Jaakko Seikkula & Tom Erik Arnkil, National Institute for Health and Welfare, 2014）

	『オープンダイアローグとは何か』	『オープンダイアローグ』	Open Dialogues and Anticipations
1. 体験している世界	104	69, 130	62
2. 多様な声	158-159, 163-164	109-110	49, 106, 111
3. 新たな理解	143, 175-176	100, 130	91
4. ひとりの人として	159	116	13, 99, 105
5. じっくり聴く	120-121	121	13, 15, 115
6. そのままの言葉	151, 174	69, 124, 130	62, 123, 142
7. 開かれた質問	096, 151-152	67-68, 143	60, 99, 128
8. 言葉にする時間	172	103, 139	123, 125-126
9. 語りへの応答	096, 136-137, 161	143-144, 159	30, 60, 105, 115, 119
10. 内側から捉える	049, 121	69, 154-157	95, 129
11. 感情の通路	166	103, 131, 139	142
12. これまでへの敬意	155, 174	70	96

	『オープンダイアローグ とは何か』	『オープンダイアローグ』	Open Dialogues and Anticipations
13. 関係する人	088-089, 117, 126	59, 60-61	5, 53-54,151
14. 対話の支援チーム	089, 171	57, 63, 65, 133, 194	56
15. 輪になる	089	67, 108-109	47, 59
16. 全員の発言	158-159	69, 109, 118-119	43, 128
17. ゆったりとしたペース	102, 152, 165	131	125
18. 応答の連鎖	158	112, 118, 158-159	105
19. 小さなサイン	097, 155, 161	50, 108	109
20. 気持ちの共鳴	155, 164, 178	115-116, 137-138	101,121
21. リフレクティング・トーク	098, 106, 162-163, 175	66, 130	59, 62, 125, 133
22. 発生時の立ち上げ	088, 150-151	58-59, 143	11, 52-53,128
23. 連続的な実施	093	61	55
24. 一貫した関わり	090	63-64	11, 56
25. それぞれの認識	164	42	91, 107
26. 混沌とした状態	094	66, 102	14, 58, 96
27. 意味の変容	163	66, 101, 119, 137	106, 108
28. 一緒に見出す	090, 099, 119-120	67, 148-149	133
29. 広がりのある文脈	126, 146	101, 105, 111, 138	101, 129
30. 未来への仲間	166, 176	123-124, 135, 137	123, 133

このほか、以下のオープンダイアローグやナラティブ・セラピー、ダイアローグに関する書籍や雑誌は、対話についての理解を深め、発想を得るためにおすすめのものです。

- J. セイックラ, T.E. アーンキル, 髙橋睦子, 竹端寛, 高木俊介,『オープンダイアローグを実践する』, 日本評論社, 2016.
- ハーレーン・アンダーソン, ハロルド・グーリシャン 著, 野村直樹 著・訳,『協働するナラ

ティヴ―グーリシャンとアンダーソンによる論文「言語システムとしてのヒューマンシステム」』, 遠見書房, 2013.

- ハーレーン・アンダーソン 著, 野村直樹, 青木義子, 吉川悟 訳, 『会話・言語・そして可能性―コラボレイティヴとは？セラピーとは？』, 金剛出版, 2001.
- S・マクナミー, K・J・ガーゲン 編, 野口裕二, 野村直樹 訳, 『ナラティヴ・セラピー―社会構成主義の実践』, 遠見書房, 2014.
- タピオ・マリネン, スコット・J・クーパー, フランク・N・トーマス 編, 小森康永, 奥野光, 矢原隆行 訳, 『会話・協働・ナラティヴ―アンデルセン・アンダーソン・ホワイトのワークショップ』, 金剛出版, 2015.
- 矢原隆行 著, 『リフレクティング―会話についての会話という方法』, ナカニシヤ出版, 2016.
- デヴィッド・ボーム 著, 金井真弓 訳, 『ダイアローグ―対立から共生へ, 議論から対話へ』, 英治出版, 2007.
- アダム・カヘン 著, 株式会社 ヒューマンバリュー 訳, 『手ごわい問題は, 対話で解決する』, ヒューマンバリュー, 2008.
- ケネス・J・ガーゲン, ロネ・ヒュストゥッド 著, 伊藤守 監訳, 二宮美樹 訳, 『ダイアローグ・マネジメント―対話が生み出す強い組織』, ディスカヴァー・トゥエンティワン, 2015.
- 中原淳, 長岡健 著, 『ダイアローグ 対話する組織』, ダイヤモンド社, 2009.
- 暉峻淑子 著, 『対話する社会へ』, 岩波書店, 2017.
- 秋田喜代美 編, 『対話が生まれる教室―居場所感と夢中を保障する授業』, 教育開発研究所, 2014.
- 斎藤環, 野村直樹 編, 『N: ナラティヴとケア 第8号―オープンダイアローグの実践』, 遠見書房, 2017.
- 「特集 オープンダイアローグ対話実践のガイドライン」, 精神看護 2018年3月号, 医学書院, 2018.

ほかにも、オープンダイアローグについて取り上げている雑誌がいろいろとありますので、検索してみてください。また、オープンダイアローグに関して、「オープンダイアローグ・ネットワーク・ジャパン」（ODNJP）（https://www.opendialogue.jp）というネットワークもあります。興味がある方は、チェックしてみるとよいでしょう。

あとがき

　本書は、オープンダイアローグの方法から学んだ対話の心得をパターン・ランゲージのかたちでまとめたものです。そこで得られた心得は、オープンダイアローグの本来の目的である精神疾患の治療ということだけでなく、より広く、組織、学校、家庭、身近な人間関係などに活かすことができると私たちは考え、本書を執筆しました。

　それが可能だと考えたのは、オープンダイアローグが、セラピーの方法にとどまらず、人間の心理と関係性についての深い考察・思想に基づいているためです。実際にセイックラ教授は自身の論文や講演において、オープンダイアローグは治療方法であるだけではなく、思想や哲学であるということを繰り返し強調しています。

　たとえば、セイックラ教授の論文では、オープンダイアローグはよくミハイル・バフチンの対話原理に紐づけながら論じられています。バフチンは、ロシアの思想家、文芸批評家であり、対話理論・ポリフォニー論の創始者で、ロシアの古典作家であるドストエフスキーの小説に「ポリフォニー性（多声性）」という考えを見出した人です。バフチンは、ドストエフスキーの小説をポリフォニーの概念を用いて考察し、「それぞれに独立して互いに溶け合うことのないあまたの声と意識、それぞれがれっきとした価値を持つ声たちによる真のポリフォニーこそが、ドストエフスキーの小説の本質的な特徴」（Bakhtin, 1963）としています。

　セイックラ教授は、この「ポリフォニー性（多声性）」をオープンダイアローグのミーティングのなかにも見出しています。専門家の単一の視点から診断や治療をするのではなく、さまざまな声が対等に生まれてくるようにミーティングをするのがオープンダイアローグであるというのです。対話においては誰かの声が現実を構成しているのではなく、すべての人の声が等しく価値があり、現実を構成しているというポリフォニー性を重視するのです。

　ほかにも、オープンダイアローグの論文には、人類学者グレゴリー・ベイトソンや、生物学者ウンベルト・マトゥラーナ、心理学者レフ・ヴィゴツキー、社会学者ニクラス・ルーマンなどが取り上げられています。このように、オープンダイアローグは単なる精神医療にお

ける治療方法にとどまるものではなく、人間の精神・心理と他者との関係性・コミュニケーションの思想の実践としての意義を持ち得るものなのだと私たちは考えています。

　ヤーコ・セイックラ教授とイレネ・ビルギッタ・アラカレ氏（元・ケロプダス病院院長、元・西ラップランド医療区精神科医長）は、2017 年 8 月 20 日（日）東京大学本郷キャンパスの安田講堂で行われたオープンダイアローグの講演会において、次のようなことを述べていました。

　　　「オープンダイアローグは、精神病の治療法というものではありません。治療という
　　　ものに限定されるものではなくて、あらゆる事柄に関わることです。」（セイックラ）

　　　「たとえば職場での人間関係に悩んでいるとか、家族関係、夫婦関係がうまくいかない、
　　　そういった患者さんが私たちのもとにくることも多々あります。」（アラカレ）

　このような発言からも、本書の試みが、私たち独自の発想で行われているものではないということがわかっていただけると思います。本書で私たちは、実践の秘訣を言語化するパターン・ランゲージの専門家として、オープンダイアローグにおける対話の本質を損なうことなく、ほかの領域でもイメージ・実践可能なかたちにまとめるように努めました。「対話のことば」をつくりながら、私たち自身が対話の本質について再認識し、理解を深めることになり、「対話のことば」が語る心得たちはとても大切なものだと実感してきました。本書にあるのは、人が生きるなかで、人と人が関わるなかで生じてしまう問題を解消し、よりよい未来を切り拓いていくために大切となる心得です。ぜひみなさんの日々の暮らし・人生に活かしていただければと思います。

2018 年 6 月

井庭 崇　長井雅史

謝　　辞

　オープンダイアローグについて学ぶさまざまな機会をつくっていただいたヤーコ・セイックラさんとトム・アーンキルさん、斎藤環さん、オープンダイアローグネットワークジャパン (ODNJP) のみなさんに感謝いたします。

　また、2016、2017 年に慶應義塾大学井庭崇研究室のオープンダイアローグ・パターンプロジェクトで一緒に取り組んだ石田剛さんと、2016 年度に同プロジェクトに関わった浅野玲子さん , 江口未沙さん , 松宮愛里さん、そして、パターンの仕上げに協力していただいた株式会社クリエイティブシフトの正井美穂さんと阿部有里さんにも感謝します。そして、「対話のことば」の活用の仕方を見出すにあたって研究に協力していただいた方々と、ヤーコ・セイックラさんやトム・アーンキルさんにお見せするために本書を英訳してくれた井庭研究室の宗像このみさん、バーゴニイ愛美さん、鳥羽和輝さん、黒田吏緒葉さん、伴野友香さん、山影実咲さんにも感謝します。どうもありがとうございました。

引用文献

　本書で各「ことば」の左ページに引用した文章の引用元は、以下の通りです。パターン番号とともに、書籍タイトルとページ数を示します。

1. Seikkula & Olson … 『オープンダイアローグとは何か』p.095

2. Seikkula & Arnkil … 『オープンダイアローグ』p.109

3. Seikkula & Trimble … 『オープンダイアローグとは何か』p.175 -176

4. Seikkula & Trimble … 『オープンダイアローグとは何か』p.159

5. Anderson & Goolishian … 『ナラティブ・セラピー』p.50

6. Seikkula & Trimble … 『オープンダイアローグとは何か』p.162

7. Seikkula … 『オープンダイアローグとは何か』p.142

8. Seikkula & Arnkil … 『オープンダイアローグ』p.131

9. Seikkula & Trimble … 『オープンダイアローグとは何か』p.162

10. Anderson & Goolishian … 『ナラティブ・セラピー』p.59

11. Seikkula & Trimble … 『オープンダイアローグとは何か』p.166 -167

12. Seikkula … 『オープンダイアローグ』p.70

13. Seikkula & Arnkil … 『オープンダイアローグ』p.199

14. Seikkula & Arnkil … 『オープンダイアローグ』p.194

15. Bohm … 『ダイアローグ』p.59

16. Seikkula & Arnkil … 『オープンダイアローグ』p.109

17. Seikkula & Trimble … 『オープンダイアローグとは何か』p.152

18. Seiikula & Trimble … 『オープンダイアローグとは何か』p.158

19. Seikkula & Arnkil … 『オープンダイアローグ』p.108

20. Seikkula & Arnkil … 『オープンダイアローグ』p.116

21. Andersen … 『ナラティブ・セラピー』p.85

22. Seikkula & Arnkil … 『オープンダイアローグ』p.143

23. Seikkula & Olson … 『オープンダイアローグとは何か』p.093

24. Seikkula & Olson … 『オープンダイアローグとは何か』p.090

25. Seikkula & Arnkil … 『オープンダイアローグ』p.42

26. Seikkula & Arnkil … 『Open Dialogues and Anticipations』p.14（井庭訳）

27. Seikkula & Arnkil … 『オープンダイアローグ』p.66

28. Seikkula & Arnkil … 『オープンダイアローグ』p.99

29. Seikkula & Olson … 『オープンダイアローグとは何か』p.105

30. Seikkula & Arnkil … 『オープンダイアローグ』p.135

p.74 Bakhtin… 『ことば 対話 テキスト』p.343

- 斎藤環 著・訳, 『オープンダイアローグとは何か』, 医学書院, 2015.
- ヤーコ・セイックラ, トム・エーリク・アーンキル 著, 高木俊介, 岡田愛 訳, 『オープンダイアローグ』, 日本評論社, 2016.
- ハーレーン・アンダーソン, ハロルド・グーリシャン, 「クライエントこそ専門家である－セラピーにおける無知のアプローチ」, S・マクナミー, K・J・ガーゲン 編, 野口裕二, 野村直樹 訳, 『ナラティヴ・セラピー──社会構成主義の実践』, 遠見書房, 2014.
- トム・アンデルセン, 「『リフレクティング作法』をふりかえって」, S・マクナミー, K・J・ガーゲン 編, 野口裕二, 野村直樹 訳, 『ナラティヴ・セラピー──社会構成主義の実践』, 2014.
- デヴィッド・ボーム 著, 金井真弓 訳, 『ダイアローグ─対立から共生へ、議論から対話へ』, 英治出版, 2007.
- Jaakko Seikkula & Tom Erik Arnkil, Open Dialogues and Anticipations: Respecting Otherness in the Present Moment, National Institute for Health and Welfare, 2014.
- ミハイル・バフチン 著, 新谷敬三郎, 佐々木寛, 伊東一郎 訳, 『ことば 対話 テキスト（ミハイル・バフチン著作集⑧）』, 新時代社, 1988.

著者紹介

井庭 崇（いば たかし）

慶應義塾大学総合政策学部 教授。博士（政策・メディア）。専門は、創造実践学、パターン・ランゲージ、システム理論。編著書・共著書に『複雑系入門』(1998)、『社会システム理論』(2011)、『パターン・ランゲージ』(2013)、『プレゼンテーション・パターン』(2013：2013年度グッドデザイン賞受賞)、『旅のことば 認知症とともによりよく生きるためのヒント』(丸善出版、2015：オレンジアクト認知症フレンドリーアワード 2015 大賞、2015 年グッドデザイン賞を受賞)、『プロジェクト・デザイン・パターン』(2016) など。ほかにも、「ラーニング・パターン」や「コラボレーション・パターン」、「アクティブ・ラーニング・パターン《教師編》」、「未来の自分をつくる場所 進路を考えるためのパターン・ランゲージ」、「Life with Reading―読書の秘訣」、「サバイバル・ランゲージ」なども手がけている。2012 年には、NHK E テレ「スーパープレゼンテーション」で「アイデアの伝え方」の解説を担当。

長井 雅史（ながい まさふみ）

慶應義塾大学 SFC 研究所 上席所員。慶應義塾大学 政策・メディア研究科修士課程修了。米国 CTI 認定 プロフェッショナル・コーアクティブ・コーチ (CPCC)。お互いのことを活かし合う人々のあり方に関心をもち、対話の研究とコーチングの実践に取り組んでいる。

「対話のことば」パターンの作成：

　　慶應義塾大学井庭 崇研究室 オープンダイアローグ・パターンプロジェクト

　　井庭 崇、長井雅史、石田 剛（浅野玲子、江口未沙、松宮愛里）

　　イラスト作成：井庭 崇

対話のことば
オープンダイアローグに学ぶ問題解消のための対話の心得

平成 30 年 7 月 20 日　発　行

著作者　井　庭　　　崇
　　　　長　井　雅　史

発行者　池　田　和　博

発行所　丸善出版株式会社
　　　　〒101-0051　東京都千代田区神田神保町二丁目17番
　　　　編集：電話 (03)3512-3266／FAX (03)3512-3272
　　　　営業：電話 (03)3512-3256／FAX (03)3512-3270
　　　　https://www.maruzen-publishing.co.jp

© Takashi Iba, Masafumi Nagai, 2018

印刷・富士美術印刷株式会社／製本・株式会社 星共社

ISBN 978-4-621-30314-6 C3047　　　　　　　Printed in Japan

JCOPY 〈(社)出版者著作権管理機構　委託出版物〉
本書の無断複写は著作権法上での例外を除き禁じられています. 複写
される場合は, そのつど事前に, (社)出版者著作権管理機構 (電話
03-3513-6969, FAX03-3513-6979, e-mail : info@jcopy.or.jp) の許諾
を得てください.